HISTOIRE

DES

EMBAUMEMENTS.

IMPRIMERIE DE TERZUOLO,
rue de Vaugirard, nº 11.

HISTOIRE

DES

EMBAUMEMENTS

ET DE

LA PRÉPARATION

DES PIÈCES D'ANATOMIE NORMALE,

D'ANATOMIE PATHOLOGIQUE ET D'HISTOIRE NATURELLE ;

SUIVIE DE

PROCÉDÉS NOUVEAUX.

PAR J.-N. GANNAL.

PARIS.

FERRA, LIBRAIRE,

RUE DES GRANDS-AUGUSTINS, N° 16.

1838.

A MESSIEURS

les Membres de l'Académie des Sciences,

MESSIEURS,

Dès le début de mes recherches sur la conservation des matières animales, j'ai reçu de vous des encouragements ; vous avez bien voulu soutenir des efforts que mes propres ressources ne m'auraient peut-être pas permis de continuer : dans cette voie semée de tant de difficultés et de dégoûts, j'ai tenu à me montrer digne de votre haute protection.

Plus tard, lorsqu'il m'a été possible d'offrir aux médecins et aux naturalistes des moyens de conservation supérieurs aux moyens connus, vous m'avez accordé la récompense fondée par Monthyon.

J'ai poursuivi mes recherches dans la vue d'appliquer mes procédés à l'art des embaumements : les résultats heureux que j'ai obtenus m'ont inspiré l'idée de tracer une histoire des embaumements et de mettre mes momies en regard de celles obtenues par des préparations différentes des miennes.

Enfin j'ai continué ce parallèle entre mes procédés et ceux appliqués auparavant aux pièces d'anatomie normale, d'anatomie pathologique et d'histoire naturelle.

Mon travail terminé, j'ai pensé que c'était un devoir pour moi de vous dédier une œuvre dont la publication est due à la décision que vos lumières et votre sentiment de justice vous ont dictée.

Permettez-moi, Messieurs, cette Dédicace comme un nouvel encouragement que vous voulez bien m'accorder, et croyez aux sentiments respectueux de votre très-humble et très-reconnaissant serviteur,

GANNAL.

TABLE ANALYTIQUE

DES MATIÈRES.

CHAPITRE III.

Embaumements des Guanches.   Page 60.

CHAPITRE IV.

De l'embaumement chez les anciens Egyptiens. P. 69.

le côté gauche, ni sur aucune partie du corps. — Exploration et description de la plaine de Saqqârah par de Maillet; — visite dans les
chambres souterraines; — momie près de laquelle se trouve une statue
symbolique. — Description d'une antique découverte dans un tombeau.
— Momies conservées sur des lits de charbon. — Conclusions tirés des
faits contenus dans ce chapitre.

Plan d'un musée ; — gravures ; pièces en cire ; pièces artificielles en carton, en bois blanc. — Les moyens de préparation des organes et des tissus sont récents. — Procédés de Swan, de Chaussier.

§ 1er. Généralités sur les opérations qui précèdent la conservation.— Choix des sujets ;—dissection ;—macération et corrosions ;—injections, évacuatives, réplétives, conservatrices ; — lavage ; — ligature des vaisseaux ; — séparation et distension des parties :

§ 2. Moyens de conservation des naturalistes.

Conservation par la dessiccation. — Moyens divisés en quatre séries ; — alcool rectifié ; — deuto-chlorure de mercure et autres substances métalliques ;—sels terreux ;—procédés de tannage ; — dessiccation.—Conservation dans les liquides ;—acides ;—alcalis ;—sels ; — alun ; — deuto-chlorure de mercure ;—huiles volatiles ;—liqueurs alcooliques ;—moyens de préservation et de conservation pratiqués par les naturalistes. — Savon de Bécœur ; — pommade savonneuse ; — liqueur tannante ; — poudre antiseptique ; — pâte gommeuse ; —poudre préservatrice ; — poudres des Allemands, de Naumann, de Hoffmann. —Préservatifs en liqueur ; — bain, — des naturalistes préparateurs de Paris ; — liqueur tannante ; — bain de l'abbé Manesse. — Liqueurs en lavages ; essence de serpolet, de térébenthine ; — liqueur de sir Smith ; liqueur spiritueuse amère ; vernis.—Liqueurs employées en injection. — Liqueurs dans lesquelles on conserve les objets qui ne peuvent se dessécher ; — esprit-de-vin ; — liqueur de Nicolas ; — de Georges Graves ; — de l'abbé Manesse. — Réflexions critiques : — appréciation de chacun des moyens proposés ; 1° pour la dessiccation. — Moyen nouveau que je propose pour la préparation des pièces sèches : — exemple d'injection par mon liquide ; observation du sujet soumis à l'examen des commissions scientifiques. — Application de mon procédé à la préparation des mammifères, des oiseaux ; — état des tissus. 2° Pour la conservation dans les liquides : acide nitrique ; — alcool ; — alcool affaibli ; — alun, démonstration chimique de son insuffisance pour la conservation.

§ 3. Moyens de conservation appliqués à chaque tissu ; — tissu fibreux, articulations, aponévroses, tendons et ligaments ; — procédé de M. J. Cloquet. — Tissu osseux ; — macération, ébullition, déalbation. — Tissu cutané ; — tissu cellulaire.—Tissu synovial et séreux. Encéphale, moelle épinière, nerfs. —Vaisseaux. —Tissu musculaire. Cœur, poumon, œil. — Fœtus. — Enveloppes.

CHAPITRE VIII.

Procédés Gannal, pour la conservation des pièces d'anatomie normale, d'anatomie pathologique et d'histoire naturelle. — Embaumements. p. 272

Différence entre les procédés de conservation offerts aux anatomistes et ceux pratiqués pour les embaumements.

§ 1er. Conservation des cadavres pour la dissection.

Tableau de mes expériences : — en 1828 ; — en 1831 ; — bienveillance M. le professeur Orfila : — ce qui existait sur cette matière ; —

Mon point de départ pris dans des pratiques de l'industrie. — Action des acides ; — sels ; — sels alumineux ; — ils possèdent à un haut degré des propriétés conservatrices ; — choix à faire entre ces sels ; — mes premières expériences ; — résultats satisfaisants ; — des commissions prises au sein de l'Académie des Sciences et de l'Académie de Médecine le constatent ; — séries de recherches, — mécompte ; — nouvelles expériences ; — supériorité de l'acétate d'alumine ; — faits ; — chlorure d'aluminium ; — ses défauts ; — arsenic ; — mauvais résultats ; — premier rapport à l'Académie des Sciences ; — premier rapport à l'Académie de Médecine ; — rapport définitif à l'Académie de Médecine ; — réflexions ; — quelques bons résultats obtenus d'abord d'un mélange d'alun, de nitrate de potasse et de chlorure de sodium ; — non soutenus au-dessus de 10° centigrades ; — bain ; — lumière qu'il fournit. — Données pour de nouvelles recherches ; — acétate d'alumine excellent ; — ce qui m'y a fait renoncer pour les amphithéâtres ; — sulfate simple ; — son analyse chimique ; — démonstration de sa supériorité sur le sulfate acide ; — diverses liqueurs dont il est la base. — Couleur noire de la peau ; — sa cause. — Rapport de la commission de l'Institut. — Expériences de MM. Serres, Dubreuil, Bourgery, Auzou, Velpeau, Amussat ; — mon procédé appliqué aux salles de dissection à Clamart.

§ 2. **Conservation des pièces d'anatomie normale, d'anatomie pathologique et d'histoire naturelle.**

Faits constatant une conservation parfaite pendant plusieurs années ; — composition des différents liquides conservateurs. — Usage. — Exemple de conservation de pièces sèches par le sulfate simple ; — toutes mes expériences tentées d'abord sur des fœtus ; — circonstance la plus défavorable.

§ 3. **Embaumement.**

Il me restait une série d'expériences à faire pour pouvoir pratiquer l'embaumement : — données dans lesquelles je devais me renfermer. — Ai-je atteint le but ? — réponse à cette question par les faits. — Exhumation ; — première observation ; — deuxième observation.

FIN DE LA TABLE.

PRÉFACE.

J'avais terminé mes premières recherches sur la conservation des matières animales, et je me proposais de les rendre publiques : mes notes étaient réunies, et mon travail préparé, lorsque la pensée me vint qu'au lieu de me borner à l'exposition des résultats que j'avais obtenus, je pourrais, à l'*avantage de la science,* présenter une histoire de l'art des embaumements, depuis la plus haute antiquité jusqu'à nos jours, et rapprocher de mes procédés, les procédés en usage pour la conservation des pièces d'anatomie normale, d'anatomie pathologique et d'histoire naturelle.

Cette considération m'a déterminé à publier un volume, au lieu d'une brochure d'une cinquantaine de pages.

Je n'avais pas de modèle à suivre ; car aucun

auteur n'a réuni dans un même livre les éléments dont je voulais que celui-ci fût composé.

Je me suis donc efforcé de rassembler dans les pages qui suivent tous les matériaux répandus dans une foule d'ouvrages.

Pour les embaumements, *Plutarque, Hérodote, Diodore de Sicile, Stace, Pline, Cicéron, Porphyre, Prosper Alpin, Cassien, Clauderus, Pénicher, Baricel, Rodiginus, Corippus, Gryphius, Crollius,* les révérends pères *Kircher* et *Ménestrier, de Maillet, Volney, Rouelle,* le comte de *Caylus,* MM. *Pariset, Rouyer, Bory de Saint-Vincent,* et une foule d'autres auteurs, m'ont fourni des renseignements et des matériaux que je me suis efforcé de mettre en ordre et de faire passer sous les yeux du lecteur, de manière à lui présenter une lecture utile, et en quelque sorte préparatoire à mes propres idées. Comme mon point de départ était la donnée scientifique, les opinions et les faits ont pris place selon les besoins du récit, et, grâce à cette idée qui ne m'a pas abandonné un instant, les nombreux matériaux dont, en commençant, je craignais le désordre et la confusion, sont venus, comme d'eux-mêmes, se disposer en ordre; tant est grande la puissance d'une idée générale pour coordonner les faits!

Je crois avoir ramené à ses proportions exactes l'art des embaumements chez les différents peuples. Mes devanciers avaient fait la part de la nature trop faible, celle de l'homme trop forte, dans l'appréciation des embaumements égyptiens; ils n'avaient pas assez fait ressortir les difficultés de la même pratique chez les peuples moins favorisés du ciel. Les faits repris et interrogés avec le secours des lumières que donnent les progrès récents de la physique et de la chimie, nous ont fourni des conséquences qui résultent naturellement de leur examen attentif.

Lorsqu'on suit pas à pas l'histoire d'un art, comme nous avons fait pour celui des embaumements, on est étonné d'un fait psychologique qui se reproduit pour tous : on voit combien est paresseux et routinier l'esprit humain, et combien peu lui est naturelle l'activité spontanée.

L'imitation grossière et irréfléchie des procédés
égyptiens pendant une longue suite de siècles est
un des exemples les plus remarquables de cette
disposition.

Des essais dirigés dans un esprit d'analyse et
d'examen critique m'ont permis de substituer à
des opérations multipliées, à des préparations
longues, difficiles, dispendieuses, et le plus souvent inefficaces, un moyen simple, d'une action
bien déterminée, et soumis depuis plusieurs années à l'étude de commissions prises au sein de
l'Académie des Sciences et de l'Académie de Médecine.

Pour tracer l'histoire de la conservation des
pièces d'anatomie et des objets d'histoire naturelle, je n'ai pas eu besoin de remonter à une
époque éloignée de nous; car cette science est
toute nouvelle. En dehors des découvertes de
Chaussier sur les propriétés conservatrices du
deuto-chlorure de mercure, des travaux de
MM. Duméril, Cloquet et Breschet, il existe peu
de chose sur cette matière. Aussi ai-je pensé qu'a-

près un exposé complet des moyens de conservation donnés par ces auteurs, il ne me restait plus qu'à proposer les substances conservatrices qui, après de nombreuses expériences, m'ont paru préférables à celles qu'ils ont recommandées.

Elles ont, pour la formation des Cabinets d'Histoire naturelle, un mérite particulier : celui de diminuer les dépenses au moins des neuf dixièmes.

Je me suis fait un devoir de consigner ici la composition des liquides employés, soit en bains, soit en injections, par le médecin et le naturaliste : l'intérêt de la science m'en imposait l'obligation. Mais, pour les embaumements, je n'avais pas le même motif; aussi me suis-je abstenu de donner l'ensemble des moyens que je mets en pratique dans cette opération, me réservant le soin de la pratiquer sur la demande des familles ou des médecins.

J'ai fait bien des tentatives infructueuses avant d'arriver à découvrir une méthode capable d'assurer la conservation indéfinie des corps déposés dans la terre. Mille difficultés imprévues naissaient sous mes pas, et, pour n'en citer qu'une, le développement, au bout de huit ou neuf mois de conservation, d'une production végétale, connue en botanique sous le nom de byssus, m'a long-temps arrêté; il m'a fallu tenter une foule de moyens, avant d'en trouver un qui pût en empê-cher la formation.

Au point où j'ai amené l'art des embaumements, il laisse peu à désirer, et je suis aujourd'hui si convaincu de l'efficacité des procédés que j'em-ploie, que je serai toujours prêt, sur la demande de l'autorité ou des familles, à tenter l'exhuma-tion des corps que j'ai embaumés en grand nombre déjà, à quelque époque qu'on la réclame.

INTRODUCTION·

Les Égyptiens embaumaient leurs morts, et les
procédés qu'ils employaient étaient assez parfaits
pour en assurer la conservation indéfinie : voilà un
fait dont les pyramides, les caveaux et toutes les
sépultures de l'Égypte nous offrent des preuves ir-
récusables. Mais quelles furent la cause et l'origine
de cette coutume? Nous n'avons, pour répondre
à cette question, que des hypothèses et des conjectures. En l'absence de documents de quelque valeur, chacun a expliqué selon la tournure de son
esprit, ou la nature de ses études, un usage dont
le point de départ se perd dans la nuit des temps.
Un ancien nous dit que les Égyptiens prenaient
ce soin de la conservation des corps, parce qu'ils
croyaient que l'âme restait dans le corps tant
qu'il subsistait. — Cassien, d'autre part, prétend qu'on avait inventé cette méthode parce
qu'on ne pouvait enterrer les morts tout le temps
de l'inondation. Hérodote, dans son troisième
livre, observe que l'embaumement avait pour

objet de soustraire les cadavres à la voracité des animaux : *Ils ne les enterraient pas*, dit-il, *de peur qu'ils ne fussent mangés des vers, et ils ne les brûlaient pas, parce qu'ils considéraient le feu comme une bête féroce qui dévore tout ce qu'il peut saisir.* — La piété filiale et le respect pour les morts sont, selon Diodore de Sicile, les sentiments qui inspirèrent aux Égyptiens l'idée d'embaumer les corps. — De Maillet, dans sa 10ᵉ lettre sur l'Égypte, rapporte seulement les motifs religieux de l'origine des embaumements : « Les prêtres et les sages de l'Égypte enseignèrent à leurs concitoyens qu'après un certain nombre de siècles, qu'ils faisaient monter à trente ou quarante mille ans, et auquel ils fixaient l'époque de la grande révolution où l'univers devait se retrouver au point où il avait commencé à sa naissance, leurs âmes retourneraient dans les mêmes corps qu'elles avaient d'abord habités. Mais, pour arriver, après la mort, à cette résurrection souhaitée, deux choses étaient absolument nécessaires : la première, que les corps fussent soigneusement préservés de la corruption et assez bien conservés pour que les âmes pussent y habiter de nouveau ; la seconde, que des pénitences subies pendant ce long espace d'années, que de nombreux sacrifices fondés par les morts, ou offerts à leur intention par leurs parents et leurs amis, expiassent les fautes qu'elles auraient commises dans le temps de leur première habitation sur la terre. A ces conditions, exactement observées, ces âmes, séparées de leurs corps, devaient y rentrer à l'arrivée de cette grande révolution qu'ils attendaient, se souvenir de tout ce qui s'était passé pendant le temps du premier séjour, et les rendre immortels comme elles-mêmes. Elles avaient encore le privilége de communiquer ce même bonheur aux animaux qu'elles avaient chéris, pourvu que leurs corps, renfermés dans le même tombeau, s'y fussent également conservés. C'est en vertu de cette croyance que l'on trouve tant d'oiseaux, de chats et d'autres animaux embaumés presque avec autant de soin que les corps mêmes qui y avaient été deposés. Telle était l'idée du bonheur parfait dont ils espéraient jouir dans cette nouvelle vie. Dans l'attente de cette résurrection, les âmes habitaient cependant les airs les plus voisins des demeures où reposaient les corps qu'elles avaient animés. — Mais la superstition seule n'a pas dû engager les hommes à garantir de la destruction la dépouille mortelle des personnes qu'ils avaient chéries vivantes. J'aime bien mieux chercher la source de cet usage dans le sentiment qui survit aux objets enlevés à notre affection par le trépas. Puisque la mort moissonne indistinctement les humains, qu'elle ne respecte ni l'amour ni l'amitié, puisque les liens les plus chers et les plus sacrés sont impitoyablement brisés par elle, n'est-il pas dans la nature des cœurs sensibles de chercher en quelque sorte à éluder une séparation douloureuse, en conservant les restes des personnes qu'ils aimèrent et dont ils furent aimés? L'amour, la tendresse et l'amitié ne finissent pas avec les objets qui les ont fait naître; elles leur survivent, elles les suivent jusque dans le tombeau et ne cessent qu'avec nous. » (Bory-de-Saint-Vincent, *Essais sur les îles Fortunées*. Embaumements des Guanches.) — Le même auteur ajoute : « L'usage de conserver les corps morts, qui ne fut national que chez les Égyptiens et Guanches, c'est-à-dire, chez les hommes les moins instruits et chez la nation la plus savante, est, comme nous l'avons dit plus haut, la preuve d'une sensibilité profonde chez les nations dans lesquelles il se généralisa. Sans doute une police éclairée ne contribua pas peu à l'introduire, à l'étendre et à l'affermir : il prouve un gouvernement intelligent et plein de sollicitude pour le bonheur des sujets. »

L'opinion de Volney, reproduite et admise par M. Pariset dans son Mémoire sur les causes de la peste, a beaucoup de rapports avec celle qui précède. « Dans une population nombreuse, sous un climat ardent et sur un sol profondément humecté pendant quelques mois chaque année, la rapide putréfaction des cadavres est un levain de peste et de maladies. Frappée de ces fléaux meurtriers, l'Égypte a travaillé de bonne heure à les détruire; et de là sont venus, d'un côté, l'usage d'inhumer les corps loin de la terre habitée; et de l'autre, l'art si ingénieux et si simple de prévenir la putréfaction par l'embaumement : seconde précaution, plus importante, plus efficace, dont la première ne dispensait pas, et qui, supposant des essais, des tâtonnements, des expériences, n'a pu se présenter que la dernière : art peu dispendieux, d'une simplicité, d'une facilité qui en rendit sur-le-champ l'application populaire, générale et probablement uniforme pour tous les cadavres. La recherche et le luxe vinrent plus tard. »

Les sentiments auxquels les auteurs cités rapportent l'origine des embaumements chez les Égyptiens existent tous, et dans l'homme isolé, et dans les associations humaines. Tel individu a pu faire embaumer les corps de ses parents ou de ses amis par des motifs de superstition ; tel autre, par des motifs d'égoïsme, d'intérêt personnel ; tel autre, par des motifs de salubrité, d'intérêt commun ; tel autre enfin a reçu de son cœur, de ses sentiments affectueux la mission sainte de conserver les restes des personnes qui lui furent chères. Mais aucun de ces mobiles n'a le caractère de généralité, de perpétuité qui consacre un usage et le rend populaire ; le gouvernement a donc dû intervenir pour lui donner la force de la loi.

Les sentiments nobles d'affection, de respect, de vénération eurent sans doute la priorité, et tout nous prouve qu'ils inspirèrent l'art admirable des embaumements, et qu'ils furent surtout invoqués par les législateurs. La nature d'ailleurs, sur ce sol brûlant, donna l'idée première de ce mode de conservation pour les restes de l'homme et des animaux : la momie (1) des sables, phénomène naturel, fut une révélation pour ce peuple si sage et si industrieux.

____

(1) *Momie* ou *Mumie* : l'étymologie de ce mot n'est pas bien connue ; le jésuite Kircher veut que *mum* soit un mot persan, et le P. Martini un nom arabe, qui signifie *un corps desséché*. Quelques savants font venir *momie*, d'*amomum*, nom d'une plante aromatique. Je livre ces conjectures aux étymologistes.

La suite de notre travail montrera, nous l'espérons, la liaison simple de ces faits : elle avait été saisie déjà par M. le comte de Caylus, qui, dans un mémoire lu à l'Académie des Inscriptions et Belles-Lettres, en 1749, s'exprimait ainsi : « Les Égyptiens, selon les apparences, doivent l'idée de leurs momies aux corps qu'ils trouvaient desséchés dans les sables brûlants qui se voient dans une partie de l'Égypte et qui, enlevés par les vents, ensevelissent les voyageurs et conservent leurs corps, en consumant les graisses et les chairs, sans altérer la peau. »

Rouelle ne doute point non plus que les corps desséchés dans les sables n'aient fait naître chez les Égyptiens les premières idées de la dessiccation artificielle.

Dans notre histoire générale de la conservation des corps humains, la momie des sables et celles que des circonstances locales différentes ont préservées de la corruption auront donc la première place, et l'art d'embaumer les morts chez les Égyptiens et chez les Guanches occupera la seconde. Cet art, comme nous l'avons dit, présente chez ces peuples un caractère de généralité qui ne reparaît dans aucun autre pays. Nulle part, non plus, les procédés de conservation ne sont aussi efficaces,

et ces deux peuples sont les seuls qui aient su donner à leurs momies la puissance de résister à la
destruction.

Nous verrons ensuite cet usage se perpétuer
chez les Juifs, chez les Grecs, chez les Romains
et chez les peuples modernes; mais il n'a plus le
caractère de généralité : ce n'est plus une loi, une
institution sociale; les croyances religieuses, la
superstition, l'intérêt personnel, les motifs de salubrité ne font plus une obligation d'y recourir.
Les sentiments de vénération, de respect, d'atta-
chement, auxquels nous avons donné la priorité
sur tous les autres, suffisent pour conserver cette
coutume, et ils la conservent pendant une longue
suite de siècles, depuis les Juifs jusqu'à nous. —
Joseph commanda aux médecins qu'il avait à son
service d'embaumer le corps de son père; ce
qu'ils exécutèrent, comme il le leur avait or-
donné, et quarante jours s'y passèrent (*Genèse*).
— Saint Jean nous apprend que Nicodème apporta
cent livres d'un mélange de myrrhe et d'aloès pour
embaumer le corps de Jésus-Christ, qu'ils enveloppèrent en des linceuls avec des aromates, selon
la manière d'ensevelir ordinaire aux Juifs. — Des
témoignages de même nature, transmis par les historiens, nous montrent cet usage en vigueur chez les

Perses, les Arabes, les Éthiopiens, etc., pour les rois, les princes et les personnes de distinction, auxquelles on n'aurait pas cru rendre le respect dû à leur mémoire si l'on n'avait pas conservé précieusement ce qui en restait.

Corippus, dans l'oraison funèbre de l'empereur Justinien, s'exprime ainsi sur l'embaumement de cet empereur :

> Thura sabæa cremant, flagrantia mille locatis
> Infundunt pateris, et odoro balsama succo,
> Centum aliæ species; unguentaque mira feruntur
> Tempus in æternum sacrum servantia corpus (1).

Les Romains, toutefois, se contentaient souvent de laver les cadavres et de les frotter de quelques parfums :

> Tarquinii corpus bona femina lavit et unxit (2).

Les momies des Egyptiens, qui se distinguent de celles des autres peuples par l'état admirable de

---

(1) On fait brûler l'encens de l'Arabie ; les baumes et les parfums de toute espèce remplissent mille coupes, et le corps est à jamais préservé de la corruption par les essences d'une propriété admirable.

(2) Une femme bienfaisante lava le corps de Tarquin et le frotta de parfums.

conservation dans lequel nous les voyons encore aujourd'hui, ont été pour les savants un sujet d'études et de recherches intéressantes; pour les ignorants, une cause d'étonnement et de crainte superstitieuse; pour les médecins, un remède, une panacée long-temps en vogue. L'histoire du Polonais *Razevil* prouve tout ce qu'on leur attribuait d'influence *maléficiante*. Il avait acheté à Alexandrie deux *momies* d'Egypte, l'une d'homme, l'autre de femme, pour les emporter en Europe, et il les avait mises en six pièces qu'il avait enfermées séparément en autant de coffres faits d'écorces d'arbres séchées, et dans un septième coffre il avait mis les idoles qui s'étaient trouvées dans les corps de ces deux momies. Mais comme les Turcs défendent la vente et le transport de ces cadavres, s'imaginant que les chrétiens en pourraient composer quelque sortilége qui causerait du malheur à leur nation, ce seigneur polonais s'avisa de gagner par le vin et par l'argent un Juif qui avait la commission de visiter les ballots et les marchandises; ce qui réussit, puisque ce commissionnaire fit charger dans le vaisseau tous ces coffres, disant que c'était des coquillages qu'on portait en Europe. Avant que de monter en mer, je trouvai, dit-il, un prêtre qui revenait de Jérusalem, et qui ne pouvait achever son voyage sans le secours que je lui donnai en cette occasion, en le faisant entrer dans notre navire. Un jour que ce bon homme disait son bréviaire, une furieuse tempête s'éleva, et il nous avertit qu'outre le danger il voyait de grands obstacles à notre voyage par deux spectres qui le fatiguaient continuellement. La tempête finie, je le traitai de visionnaire, parce que je ne me serais jamais imaginé que mes momies en pouvaient être la cause. Mais je fus obligé dans la suite de changer de sentiment, quand il s'excita une nouvelle bourrasque plus rude et plus dangereuse que la première, et quand les spectres apparurent derechef à notre prêtre pendant qu'il faisait ses prières, sous la figure d'un homme et d'une femme vêtus comme étaient mes momies. Quand la tempête fut un peu apaisée, je fis jeter secrètement en mer les sept coffres; ce qui ne put néanmoins s'exécuter assez adroitement pour que le maître n'en fût pas averti. Alors, tout joyeux, il nous promit que nous n'aurions plus de tempête : ce qui arriva effectivement, et le bon prêtre n'eut plus de visions. J'eus une réprimande sévère du capitaine pour avoir embarqué dans son vaisseau ces momies contre lesquelles la mer avait une si grande antipathie. Les théologiens de l'île de Crète, où nous mouillâmes, justifièrent ma conduite, reconnaissant qu'il était permis aux chrétiens de transporter de ces cadavres mummiés pour le soulagement des infirmes, et que l'Eglise n'en défendait pas l'usage.

Le jugement des théologiens de l'île de Crète prouve que l'emploi de la momie comme médicament était universellement admis. D'après Dioscoride, elle échauffe et dessèche au second degré ; elle soulage la douleur de tête, guérit la migraine, la paralysie, l'épilepsie. Merveilleuse contre le vertige, les assoupissements, antidote contre les poisons de toute espèce, les morsures des bêtes venimeuses, elle convient, selon Rhasis, pour les crachements de sang, ruptures de vaisseaux, plaies, etc. ; en un mot, pas de remède plus efficace pour le corps humain, que le corps humain pris en médicament. Une drachme de *l'huile mumiale de Paracelse* préservait de l'atteinte de tout poison pour vingt-quatre heures; les formules de *Crollius*, de *Fernel*, de *Clauderus* avaient des effets tout aussi *mirifiques*. — *L'eau divine de Scroder* était la pierre de touche à l'aide de laquelle on connaissait à l'avance l'issue d'une maladie : une drachme de cette liqueur était mêlée avec neuf gouttes de sang du malade ou avec une double

quantité de son urine ; si ces liqueurs ne se pouvaient mêler, c'était une marque infaillible d'une
mort prochaine , au lieu que si elles s'unissaient
sans répugnance , on pouvait attendre dans les
vingt-quatre heures la santé et la guérison du malade. — Le grand roi François Ier portait au cou
un morceau de momie comme préservatif de tous
maux : préservatif impuissant !

J'ai placé à dessein, après un exemple de superstition , les faits qui constatent l'ineptie ou le char-
latanisme des gens de l'art, parce qu'il me semble
instructif de conserver la progression ascendante,
la marche du moins au plus, dans le ridicule et
l'absurde , comme en toute autre chose.

La difficulté de se procurer assez de momies
pour la consommation fut l'occasion d'un trafic
abominable , contre lequel s'élevèrent beaucoup
de médecins. « La cruelle avidité du gain croissant
tous les jours, on en est venu à embaumer avec
le sel et l'alun les corps de ceux qui étaient morts
ou de ladrerie, ou de peste, ou de vérole, afin d'en
tirer , quelques mois après, la pourriture cadavé-
reuse qui en distillait, et la vendre pour vraie et
légitime momie ; et même on ne fait pas difficulté,
aujourd'hui, pour donner le nom de momie aux cadavres qui se trouvent dans les déserts de l'Arabie,

et d'en faire prendre intérieurement aux malades »
(*Durenou*). Les caractères de la momie de bonne
qualité avaient été cependant bien déterminés. «Ne
sont pas momies, dit Penicher, les corps desséchés
dans les sables de la Lybie, ni ceux ensevelis et
conservés sous les neiges, ni les corps submergés
dans la mer et desséchés sur les côtes jusqu'à la
dernière noirceur, ni les pendus desséchés au soleil; car ceux-là ne sont d'aucun usage » (*Ant.
Santorel*). Le Pissasphaltum, qui est la momie
des Arabes et des anciens, ainsi que l'ont cru
Sérapion et Avicenne, n'est point celle que nous
désirons; car l'odeur en est désagréable, et elle
ne peut avoir d'autre vertu qu'un mélange de poix
et d'*asphaltum*. La momie n'est pas non plus une
certaine liqueur qui découle des cercueils des
corps embaumés, dont Dioscoride et Mathiole font
mention, et qui n'est, à proprement parler, qu'une
dissolution des humeurs, mêlées, abreuvées et
pénétrées des aromates qui composent l'embaumement. André *Gryphius* nous enseigne que la
bonne momie doit être rougeâtre, légère, grasse,
et avec quelque odeur. Mais comme les matières
des embaumements varient beaucoup, ainsi que
leur qualité, que les corps peuvent être plus ou
moins bien conservés, que même il se peut faire

qu'ils soient empoisonnés, il a paru convenable de composer une momie méthodiquement digérée. Parmi les nombreuses formules de *momies* officinales, nous nous contenterons de citer ici celle de *Crollius.*

Momie de Crollius. Choisissez le cadavre d'un pendu, préférant ceux qui ont le poil roux, parce que, dans cette sorte de tempérament, le sang est plus ténu ; la chair imprégnée des aromates est meilleure, étant remplie d'un soufre et d'un sel balsamique ; il doit être âgé environ de vingt-quatre ans, sain, entier et de bonne constitution. Vous prendrez des morceaux de la chair de ce cadavre ; *ils seraient meilleurs s'ils étaient d'un homme vivant,* comme des cuisses, des fesses, nettoyés de leurs vaisseaux, veines, artères, nerfs et graisse, et vous les laverez fortement avec l'esprit de vin, puis vous les exposerez au soleil et à la lune pendant deux jours, dans un temps sec et serein, afin que l'action des rayons de la lumière de ces deux astres, surtout du soleil, exalte et débarrasse les principes concentrés dans ces chairs; vous les saupoudrerez de myrrhe, de styrax-calamite, d'aloès, de safran, qui font la base de l'élixir de propriété de Paracelse; les ayant auparavant frottés avec du vrai baume, vous les mettrez en macération pendant

douze ou quinze jours dans un vaisseau bien
bouché, avec d'excellent esprit-de-vin et de sel,
qui font par eux-mêmes une espèce de baume ;
au bout de ce temps, vous les retirerez et les
ferez égoutter et sécher au soleil, et les mettrez
derechef pendant un même espace de temps, et de
la même manière, macérer dans d'autres esprits
de la même nature, pour les exposer ensuite au
soleil ou au feu, comme on fait pour les jambons :
de la chair ainsi préparée serait une excellente
momie. » Tout en reconnaissant que l'usage de la
momie en médecine est un des abus les plus
étranges et les plus extravagants de l'empirisme,
la momie officinale de *Crollius* doit être considérée comme un progrès, puisqu'elle n'offre point
les dangers attachés à l'emploi des autres momies ;
elle fut même un bienfait, car ce médicament,
dépouillé de ce qu'il avait de merveilleux, ramené
aux proportions d'une drogue ordinaire, fut ap-
précié à sa juste valeur, et bientôt oublié.

L'art des embaumements fut porté, chez les
Egyptiens et chez les Guanches, à un degré de
perfection que ne purent atteindre aucun des
peuples qui s'y livrèrent à leur exemple. Que
sont cependant les momies de ces pays ? Ce sont,
selon la définition de R. P. Kircher, des corps

farcis et remplis de drogues odoriférantes, aromatiques et balsamiques, propres à arrêter le travail de décomposition putride. De nombreuses incisions faisaient pénétrer dans les cavités et dans l'épaisseur des tissus les matières conservatrices : au rapport d'Hérodote, de Diodore de Sicile et de Porphyre, le crâne était vidé ou par les narines, ou par une ouverture pratiquée dans l'un des orbites; les organes contenus dans la poitrine et dans l'abdomen en étaient retirés et mis dans un coffre. « Les Egyptiens, dit Plutarque, tirent les intestins des cadavres, et après les avoir montrés au soleil, ils les jettent comme la cause de toutes les fautes que l'homme a commises.»

Les modernes ont adopté un mode de préparation analogue, et de nos jours, avant mes recherches sur la conservation des matières animales, les procédés de l'embaumement étaient longs et compliqués.

Dans le Dictionnaire de Médecine en 25 volumes (Paris, 1835), M. Murat trace en ces termes les règles de l'embaumement :

«Avant de commencer cette opération, il faut se procurer les objets suivants : de l'alcool saturé de camphre; du vinaigre camphré; un vernis composé avec les baumes du Pérou et de Copahu, le styrax liquide, les huiles de muscade, de lavande, de thym, etc., de l'alcool saturé de protochlorure de mercure ; une poudre composée de tan, de sel dé-crépité, de quinquina, de cascarille, de menthe, de benjoin, de castoréum, de bitume de Judée, etc. Toutes ces substances, mêlées et réduites en poudre très-fine, sont arrosées d'huiles essentielles. La poudre de tan doit former à peu près la moi-tié du poids, et le sel un quart ; il faut aussi mettre à la disposition de la personne chargée de l'em-baumement un certain nombre de bandes, du linge, des éponges, du fil ciré, plusieurs vases remplis d'eau claire, etc.

» *De grandes incisions mettent à découvert les or-ganes de la poitrine et du ventre, dont on fait l'ex-traction. On enlève le cerveau après avoir incisé les téguments et scié circulairement les os du crâne ; on pratique des incisions profondes et multipliées sur les viscères. Si on veut conserver le tube intestinal, il faut le fendre dans toute sa longueur, laver le tout à grande eau et l'exprimer, laver une seconde fois avec du vinaigre camphré, et enfin avec de l'alcool également camphré. Les viscères, ainsi lotionnés, sont roulés dans la poudre aromatique. On pratique ensuite des incisions multipliées sur les surfaces internes des grandes cavités et sur le trajet des ex-trémités...* »

Je m'arrête à ces détails, parce qu'ils suffisent pour prouver que l'art des embaumements a eu pour objet jusqu'à nos jours, non la conservation d'un sujet entier et intact, mais la préparation de matières animales bourrées, farcies d'aromates et de sels ; préparation toujours longue, incomplète et dispendieuse.

Voilà le point où j'ai pris la conservation des matières animales et l'art des embaumements. Ai-je eu le bonheur de faire faire un pas à la science? Mes lecteurs en jugeront.

L'Académie des Sciences et l'Académie royale de Médecine ont constaté que, par l'un de mes procédés, on peut conserver les sujets destinés aux travaux anatomiques. Des cadavres gardés pendant plusieurs mois, et livrés ensuite à l'amphithéâtre, ont été trouvés aussi frais, aussi propres à la dissection que les individus morts depuis deux jours.

Ces premiers succès et les encouragements honorables qu'ils ont reçus m'ont donné l'idée de perfectionner l'art d'embaumer les corps, et je suis parvenu à pouvoir les conserver, *avec toutes leurs parties, tant intérieures qu'extérieures, sans aucune mutilation ni extraction, et de manière à permettre de contempler la personne embaumée, sous les traits et l'image du sommeil.*

Cette découverte a été confirmée par une commission de l'Académie des Sciences, qui, dans sa séance publique du 21 août 1837, m'a décerné le grand prix.

Décidé à publier le résultat de mes recherches, j'ai pensé qu'il serait bon de le faire précéder d'une histoire générale des embaumements, et il m'a semblé qu'un livre qui réunirait tant de documents intéressants, jusqu'ici répandus dans une foule d'ouvrages, ne serait pas sans intérêt. Si mes lecteurs partagent cette opinion, je n'aurai pas perdu ma peine, et mes travaux auront reçu la récompense que j'ambitionne le plus.

Toutefois, j'ai cru que ma tâche ne se bornait pas à un simple exposé de mes recherches, et que c'était un devoir pour moi de mettre à la disposition de mes concitoyens les moyens de rapprocher d'eux les restes des personnes qui leur ont été chères. Les sentiments d'amour, d'amitié, de respect, de vénération, qui conservent en nos cœurs, comme un dépôt sacré, le souvenir de nos amis et de nos parents, donnent au portrait, même infidèle, qui nous en retrace les traits, une valeur inappréciable. Le cœur réchauffe et vivifie cette pâle image ; elle nous redit les paroles et les actions de celui qui n'est plus. Ces mêmes senti-

ments nous font éprouver douloureusement toute
la rigueur de la loi naturelle qui condamne à la
pourriture des restes sacrés pour nous.

J'ai voulu offrir aux personnes qui gémissent
d'une perte cruelle le moyen de conserver tout ce
que la mort leur laisse; j'ai fondé dans cette intention une société pour les embaumements, et j'ai
d'abord pensé à mettre le prix de cette opération à
la portée du plus grand nombre.

Pour les hommes sans aucune ressource, qui
se seront rendus dignes, par leurs vertus ou leurs
talents, du souvenir de leurs semblables, l'autorité
peut réclamer de nous leur embaumement gratuit.
Nous serons heureux de conserver à la société la
dépouille mortelle de ceux qui l'honorent et lui
sont utiles.

HISTOIRE

DES

EMBAUMEMENTS.

CHAPITRE PREMIER.

DE L'EMBAUMEMENT EN GÉNÉRAL.

Aussitôt que la vie cesse dans la matière animale, la désorganisation commence; les éléments constituants se dissocient pour se combiner diversement et donner naissance à des composés nouveaux.

L'élévation de la température atmosphérique, dans certaines limites déterminées d'hygrométrie, et l'action de l'oxigène, sont les circonstances qui amènent nécessairement cette décomposition. Mais, à une température donnée, les progrès de la fermentation putride ne sont pas les mêmes pour tous les animaux; ils varient d'une espèce à l'autre, d'un individu à un individu de la même espèce, selon des lois trop peu étudiées. Ces lois pourtant sont d'une si grande importance pour l'embaumement des corps humains que tel procédé suffisant pour la conservation d'un individu peut être insuffisant pour celle d'un autre.

Les anciens avaient bien vu, il est vrai, que la diversité des climats contribue beaucoup à la diversité des momies et à la bonté de l'embaumement; car, selon *Camerarius*, il y a une grande différence entre les corps des Européens et ceux des Orientaux : ceux-ci, d'un tempérament plus sec, ne sont pas exposés à une décomposition si prompte.

L'exemple que rapporte *Ammian Marcellin* en est une preuve convaincante. Quatre jours, dit-il, après un combat qui fut livré entre les Perses et les Romains, le visage de ceux-ci ne pouvait qu'à peine être reconnu, au lieu que les corps des Perses étaient secs, sans humidité, sans sanie et sans aucune altération.

Si l'on donne à ce fait une attention suffisante, et que l'on veuille considérer que les conditions hygrométriques et thermométriques de l'air étaient telles en Egypte que les corps abandonnés à eux-mêmes, se dessé-

chaient et formaient des momies naturelles,
on verra combien ont été vaines et peu réflé-
chies les tentatives de ceux qui, pendant un
grand nombre de siècles, ont voulu en Europe,
dans les contrées du centre et du nord, embaumer les corps humains par des procédés
qui ne sont qu'une imitation imparfaite de
ceux de l'Égypte, même dans ce qu'ils ont
de défectueux. Enfin, on comprend comment
il arrive que, des sépultures des Guanches et
des Égyptiens, sortent des corps si bien conservés, tandis que les nôtres n'offrent plus que
quelques ossements ou de la poussière.

Tout en accordant aux Egyptiens le juste
tribut d'admiration que méritent leur sagesse
profonde et leurs vastes connaissances, nous
devons, dans une question scientifique, nous
défendre de l'engoûment qui a fait errer nos
devanciers, et apprécier à leur juste valeur des
faits mal observés.

On lit dans les Lettres de M. de Maillet :
Le terrain sec et nitreux de l'Égypte a la propriété de conserver naturellement les corps
en leur entier, sans le secours d'aucun art,
surtout dans les contrées éloignées du Nil.
C'est un fait dont l'expérience ne me permet

pas de douter. On enterra de mon temps quelques Français dans un cimetière de l'église copte qui est au vieux Caire, et ceux qui descendirent dans le caveau trouvèrent tous les corps des marchands qui y avaient été auparavant inhumés, aussi entiers que le jour même qu'on les avait mis dans le cercueil; les habits même d'un consul vénitien, dont le corps avait été déposé dans ce lieu, s'étaient parfaitement conservés. J'ai visité de même plusieurs anciennes mosquées, autrefois célèbres et aujourd'hui abandonnées et tombant en ruines, qu'on trouve sur le chemin du Caire à Suez. Ces édifices ont servi de tombeaux à quelques rois mahométans, dont les corps furent déposés en ce lieu du temps que l'Égypte était soumise à la domination des Arabes. Je suis entré dans quelques caveaux qui servaient de sépultures à ces princes, et je puis assurer que j'y ai trouvé plusieurs corps desséchés et si légers que d'une seule main, en les prenant par le pied, je pouvais les élever en l'air aussi facilement que j'aurais fait un bâton. Parmi ces cadavres, il y en avait un surtout qui ne pesait pas quatre livres. J'y vis aussi une cuisse qui, quoiqu'elle parût fort entière et pleine de chair, avec la jambe et le pied, ne pesait pas une livre. Enfin la même chose s'observe encore tous les jours dans les caravanes qui vont à la Mecque. Il n'y a aucun des pélerins qui ont fait ce voyage qui ne soit en état d'attester que les corps de ceux qui meurent en faisant cette route se dessèchent au point de devenir aussi légers que s'ils étaient de paille. »

Si donc nous voulons juger *à priori* de la valeur relative des procédés d'embaumement suivis chez les peuples de l'Asie et de l'Afrique, et de ceux employés chez les peuples de l'Europe, nous devons partir de ce double fait, que chez les premiers, les corps abandonnés à eux-mêmes tendent à se dessécher, à se momifier, et à cause de la petite quantité de fluides qu'ils renferment, et à cause des influences atmosphériques ; tandis que chez les seconds, ils se pourrissent et se dissolvent sous l'influence de causes contraires.

Nous pensons donc, avec M. Rouyer, membre de la commission d'Égypte, que ce qui pouvait contribuer de la manière la plus efficace à la perfection de l'embaumement des Égyptiens, et à la conservation merveilleuse des momies, c'était le climat de l'Égypte, et principalement cette

température élevée et toujours égale (20 degrés), qui règne dans l'intérieur des chambres
sépulcrales et dans tous les lieux souterrains
spécialement consacrés aux sépultures.

Un fait qui mérite d'être rapproché de ce
dernier a été constaté par MM. les docteurs
Boucherie, Bermont et Gaubert, dans le cours
d'une visite aux caveaux de Saint-Michel à Bordeaux. Ces caveaux, qui renferment soixante-
dix cadavres extraits de sépultures voisines depuis quarante ans, et momifiés par des influences que nous étudierons plus tard, sont à
une température de 18 degrés.

Pour terminer cette discussion par un fait
connu de tous, les momies conservées intactes
pendant plusieurs milliers d'années dans les
caveaux de l'Égypte s'altèrent et se détruisent
assez rapidement, lorsque, transportées en Europe et dépouillées de leurs bandes, elles subissent l'influence de notre atmosphère. Ces
différentes observations me firent penser qu'une
connaissance précise de l'art des embaumements chez les anciens pourrait ne pas suffire
pour conserver les corps dans notre pays, et
ce que nous en savons me décida à pousser mes
recherches dans une autre direction.

D'ailleurs, les méthodes mises en usage pour l'embaumement ont varié comme les temps, les lieux et les circonstances. Les Éthiopiens, habitants d'une contrée qui fournit à elle seule plus de gomme que le reste du globe, avaient imaginé d'enfermer les corps dans une masse fondue de cette matière transparente, et de les conserver ainsi à la manière des insectes emprisonnés dans le succin liquide, et qu'on retrouve intacts et très-visibles au milieu de cette substance solidifiée. Ce mode de préparation a fait dire à quelques-uns que les Éthiopiens conservaient leurs cadavres dans du verre.

Le miel servait autrefois pour les embaumements; le corps d'Alexandre-le-Grand fut frotté de miel, comme le prouvent ces vers de Stace:

Duc et ad æmathios manes, ubi belliger urbis
Conditor hiblæo perfusus nectare durat.

Cet usage du miel nous est en outre confirmé par J. B. Baricel, André Rivin, et le R. P. Ménestrier. Pline, livre XXII, chap. xxiv, dit que le miel est d'une telle nature qu'il ne souffre point que les corps se corrompent.

On se servait aussi de la cire pour embaumer, comme nous lisons dans Émilius Probus, à la fin de la vie d'Agésilas : « Étant tombé malade, il mourut, et afin que ses amis le portassent plus commodément à Sparte, au défaut de miel ils enveloppèrent son corps de cire. » Les Perses, au rapport de Cicéron, employaient la même matière : *Persæ jam cerâ circumlitos condiunt, ut quam maximè permaneant diuturna corpora.*

Les anciens se servaient encore d'une sorte de saumure dont la composition ne nous est pas connue. Cœlius Rodiginus, en son livre des Antiquités, a remarqué que, durant le pontificat de Sixte IV, on trouva en la voie Appienne le corps d'une fille, ayant encore toute la beauté de son visage, les cheveux d'un blond doré, et noués avec des bandes aussi dorées ; il s'était ainsi conservé dans une saumure où il trempait entièrement, et on a cru que c'était le corps de *Tulliola*, fille de Cicéron. Et Valateron prétend que, par une préparation de sel inconnue, le corps d'une autre femme fut semblablement trouvé tout entier dans un mausolée près d'Albane, du temps du pape Alexandre VI. Ce pape donna ordre qu'on le jetât secrétement dans le Tibre, afin d'empêcher la superstition du peuple, qui y accourait de toutes parts, parce que le corps était encore très-beau , quoiqu'il y eût treize siècles qu'il y fût déposé.

Les Juifs, après avoir fermé la bouche et les yeux du mort, le rasaient, le lavaient et le frottaient de parfums, puis ils renfermaient, dans le cercueil, de la myrrhe, de l'aloès et d'autres aromates en grande quantité. Les Égyptiens avaient un grand nombre de procédés pour l'embaumement. Le beau travail de M. Rouyer a mis ce fait hors de doute : le *natrum*, le *cédria*, le *bitume*, l'*asphalte*, le *pisalphate*, différentes substances aromatiques propres à écarter les insectes, des vernis plus ou moins précieux, servaient dans les différentes préparations ; enfin des bandes multipliées et enduites de gomme arabique fermaient tout accès à l'air et à l'humidité. Les momies des Guanches, qui ont tant d'analogie avec quelques-unes de celles des Égyptiens, étaient cousues dans des peaux, après avoir été farcies de substances aromatiques et desséchées au soleil.

Les modernes ont employé pour la conservation des cadavres une foule de substances ou liquides ou solides : l'esprit-de-vin, les huiles, les teintures, les liniments composés, les saumures, etc. , forment la première classe ; les poudres faites de toutes les parties des plantes balsamiques et aromatiques forment la seconde.

Nous aurons à examiner plus tard avec détail ces divers systèmes de conservation ; toutefois ce qui nous en reste prouve qu'ils ont été peu efficaces. Et même les méthodes tant vantées de Clauderus, de Derasières, etc. , et les secrets admirables de Debils, de Ruysh, de Swammerdam, ne nous paraissent avoir été propres qu'à retarder peu de temps les progrès de la décomposition.

Voici ce que nous enlisons dans l'article *Préparations anatomiques* du *Dictionnaire des Sciences médicales* :

« On dit que Ruysh possédait des moyens de conserver à nos tissus la mollesse et la plupart des propriétés qui sont l'apanage de la vie. Lorsque l'anatomiste hollandais vendit son cabinet au Czar Pierre Ier, il donna un manuscrit dans lequel il faisait connaître la composition de la liqueur conservatrice dont il se servait, et il déclarait expressément que cette liqueur n'était autre chose que de l'esprit-de-vin, de l'esprit-de drèche, auquel on ajoutait seulement dans la distillatiou une poignée de poivre blanc. Mais il paraît que Ruysh n'avait pas donné la véritable composition de sa liqueur, ou bien on en a exagéré les vertus, car elle est loin de produire les effets qu'on lui a attribués.

Après la mort de Ruysch on crut avoir trouvé son moyen de conservation. En 1731, Geoffroy fut chargé de faire des expériences; mais les résultats ne répondirent pas aux espérances qu'on avait conçues. »

On trouve dans une note ajoutée par Strader, à la fin de son édition des œuvres d'Harvée, une autre version relative au procédé de Swammerdam, et que voici :

« C'est avec raison, dit-il, qu'on a préféré à la méthode égyptienne l'art qui endurcit tellement les cadavres et leurs parties qu'ils ne perdent rien de leur substance, qu'ils ne changent ni de couleur ni de forme, qu'ils laissent à l'anatomiste tout le loisir désirable d'examen, sans présenter l'effusion du sang, ni la malpropreté dégoûtante qui répugnent aux praticiens trop délicats et qui empêchent ordinairement d'observer les entrailles des sujets.

» Je vais publier, tel qu'il m'a été communiqué, ce procédé admirable auquel a bien voulu m'initier autrefois Cl. Du. Swammerdam, qu'on ne saurait assez louer. Or, il faut qu'on

prépare un vase d'étain d'une grandeur suffisante pour contenir le corps qu'on veut embaumer ; qu'on y mette, à une distance environ
de deux doigts du fond, une petite claie de
bois percée de petites ouvertures ; que sur
cette claie on place le cadavre, et qu'ensuite
on verse de l'huile de térébenthine à une hauteur de trois doigts ; qu'on tienne en repos le
vase, légèrement et de moins en moins hermétiquement couvert, pendant un espace de
temps déterminé ; de cette manière, cette
huile, d'une nature pénétrante, s'infiltrera peu
à peu dans les pores du cadavre sur lequel on
l'a jetée, et expulsera la partie aqueuse, cause
principale de la fermentation qui tend à corrompre. Cette partie aqueuse, descendant par
la propriété de gravité, et se distillant à travers
la chair, occupera avec le temps l'espace entre
celle-ci et le fond, et pendant ce temps la partie la plus subtile du baume s'exhalera à cause
de l'herméticité moins grande du vase ; plus
elle s'évaporera, plus le corps s'endurcira et
s'imbibera du marc épais de l'huile, dont l'effet pourrait se comparer à celui d'une moelle
gommeuse ; il pourra, par conséquent, demeu-
rer hors du liquide et en plein air sans se cor-

(55)

rompre, sans qu'on ait à craindre la putréfaction ni les vers. — Quant au temps qu'il
faut conserver le cadavre dans le baume, il
varie selon la différence des choses à conserver;
tel est l'espace plus ou moins long qu'on doit
observer:

» L'embaumement d'un embryon de six mois
s'accomplit presque en autant de mois.

» Le squelette de ce même embryon n'a besoin que de deux mois environ.

» Les membranes du cœur, trois mois.

» Les vaisseaux du foie et du placenta dégagés
de leur chair, un mois.

» Les vaisseaux de la rate, dix jours.

» Les intestins, un mois.

» On assignera ainsi de suite pour les autres
vaisseaux un certain temps, qu'il ne sera pas
difficile de trouver ni de déterminer par l'expérience.

» Il faut toutefois faire attention à ce que,
pendant cette opération, les parties soient un
peu serrées et comprimées dans une proportion égale et convenable; la coction du corps
empêche que la peau ne contracte des rides,
soit qu'on la fasse avant la déposition dans
l'huile, soit après que le cadavre y est resté

plongé pendant deux mois. Pour que le sujet conserve toute sa beauté et sa blancheur naturelle, il le macère dans une préparation d'alun pendant quelques jours avant qu'on ne l'embaume. Pour que les membres conservent une forme et un état convenables, on doit les plonger dans le baume au commencement de l'hiver, vers le mois de novembre, pour les exposer ensuite à la rigueur du froid, non pour les geler, mais pour les endurcir légèrement.

» En suivant ce procédé avec soin, on détruit entièrement tous les germes de putréfaction cachés dans le corps, à tel point que les entrailles se pénètrent profondément de ce baume, et qu'elles peuvent résister aux atteintes éternelles de l'air.

» Que si l'on veut conserver une partie sans le procédé ci-dessus mentionné, il faut d'abord en extraire le sang par une saumure, en tirer le sel au moyen d'eau pluviale, et, après l'avoir mis dans l'ombre pour qu'elle ne se pourrisse pas, l'enduire d'un mélange composé de trois quarts d'huile de térébenthine et d'un quart de mastic, de manière qu'elle acquerra une brillante apparence, et même une sorte de croûte légère, surtout si l'on introduit dans la préparation une plus grande quantité de mastic.

» Quant à la préparation des membres et de toutes les parties qui en dépendent, on doit observer un procédé particulier : il faut bien sécher les vases, quelle que soit leur matière, et y placer ensuite des baguettes bien appropriées à la cavité, et préalablement enduites de suif, qu'on retire avec soin quelques jours après. Ainsi les membres, grands et petits, doivent être placés dans du coton bien imbibé de suif, être étendus dans toute leur longueur, comme, par exemple, on étend les toiles de vaisseaux capillaires sur des bâtons enduits de suif, d'où on les retire facilement à l'aide d'un peu de feu qu'on place au-dessous, et qui fait ainsi fondre le suif.

» Mais j'en ai assez dit pour cette fois; peut-être plus tard aurai-je une occasion plus favorable de rapporter d'autres faits semblables et même plus admirables; car j'ai vu chez Swammerdam, dont j'ai parlé plus haut, diverses pièces embaumées avec tant de talent, qu'outre toutes leurs propriétés naturelles, elles avaient aussi celle d'être continuellement molles et flexibles; je dois m'en tenir à la transmission de ce procédé, pour ne point diminuer l'éclat de la

belle œuvre que je viens de décrire en en intro-
duisant une encore plus belle sur la scène, etc.»

Une description si précise m'avait fait espérer de trouver quelque chose dans ce procédé,
et pourtant, je dois le dire, après avoir répété
ces expériences avec le plus grand soin, je n'ai
pas été plus heureux dans mes essais que ne le
fut Geoffroy en 1751; seulement , j'ai constaté
que les corps préparés d'après *mon procédé,* et
plongés ensuite dans la térébenthine , conservent une souplesse et une fraîcheur remarquables. Après avoir mûrement réfléchi sur cette
matière, je crois pouvoir affirmer que Ruysch
et Swammerdam n'ont jamais fait connaître
qu'une partie de leur système de conservation,
et qu'avant l'immersion du corps dans l'une
des deux liqueurs dont nous avons parlé , ils
lui faisaient subir une préparation.

Enfin , les auteurs qui nous vantent la perfection admirable des procédés qu'ils n'ont pu
apprécier, n'ont pas un exemple de conservation à présenter pour justifier leurs éloges, et
nous avons, pour les croire exagérés, le témoi-
gnage d'un auteur (1) profondément versé dans

---

(1) Pénicher.

cette matière. « Les auteurs, dit-il, qui se vantent d'avoir embaumé sans vider les grandes
cavités, et en se contentant d'injections par la
bouche, par l'anus, ou par des trous pratiqués
sous les aisselles, seraient embarrassés de
montrer des résultats satisfaisants d'embaumements aussi superficiels; car, tôt ou tard, ces
cloaques surmonteront tout ce que l'embaumeur aura eu d'industrie, et tout ce qu'il aura
fait de dépenses pour vaincre la mauvaise impression. »

En peut-on souhaiter une preuve plus sin-
gulière que ce qui arriva dans l'église des RR.
PP., il y a quelques années, à l'égard du corps
d'une dame de première qualité? Il avait été
mis dans un cercueil de plomb, enfermé dans
un autre de bois de noyer, et placé dans un
mausolée de marbre bien cimenté; après que,
pour l'exécution du testament, on l'eut embaumé et enveloppé avec deux cents livres de
parfums et d'aromates, on avait fait une ouverture par laquelle on avait insinué jusqu'à deux
barils d'esprit de vin aromatisé, en sorte que
le corps était entièrement submergé. Néanmoins, au bout de douze ans ou environ, il
rendit une si dangereuse et si maligne odeur

au travers des crevasses qui se firent au cercueil, par la force de ces drogues, qu'un des religieux, qui disait alors la messe dans sa chapelle, en tomba malade jusqu'à l'extrémité, et que les assistants furent contraints de se retirer, ne pouvant en supporter la puanteur.

Les religieux furent obligés d'exhumer le cadavre, après en avoir obtenu la permission de monseigneur l'archevêque et de la famille; ils le placèrent dans leur jardin, et le couvrirent avec quantité de chaux vive dans une fosse; et parce qu'elle ne consumait pas les chairs, qui étaient composées de parties huileuses, sulfurées et résineuses, il fut nécessaire de décharner le corps pour remettre le squelette dans le mausolée, tant la mauvaise qualité des entrailles et des viscères, qui s'étaient corrompus pendant la maladie, avait surmonté la bonté du baume.

L'imperfection de telles méthodes ressort d'elle-même. A côté de ces embaumements pratiqués d'une manière empirique, sans qu'on se fût rendu compte des qualités plus ou moins efficaces des substances aromatiques et balsamiques, je puis placer des enfants de quelques mois, sujets les plus susceptibles de céder à la dissolution, *et qui, après une simple injection, sont restés déposés à l'air dans une chambre humide.* Au bout de deux années de cette exposition, ils offrent une grande souplesse des tissus, sans la moindre trace de décomposition. Ceux qui ont été renfermés par moi dans des caisses, au milieu d'une atmosphère composée d'après mes découvertes, ont conservé exactement l'expression et la couleur du visage qu'ils avaient à l'instant de la mort.

CHAPITRE II.

MOMIES NATURELLES.

Tandis que l'homme s'agite, se tourmente
et déploie toute son activité pour produire de
faibles résultats, la nature, dans sa toute-puis-
sance, fait sortir de causes simples des effets
merveilleux. L'homme dispute à ses rivières,
à ses fleuves, aux vagues de l'océan, quelques
parcelles de terre qu'il soustrait à grand peine
à leur envahissement. A la voix de la nature,
des éléments, étrangers jusqu'alors, se rappro-
chent, s'unissent et se combinent au sein de
la terre, et tout-à-coup surgissent du milieu
de l'océan des îles vastes et des continents
nouveaux. Il a besoin de toute son industrie
pour faire circuler la sève dans quelques plantes étiolées ; elle, au contraire, rend la vie et
le mouvement à tous les êtres, ou les frappe

de torpeur et de mort, selon qu'elle élève ou abaisse le soleil de quelques degrés à l'horizon.

Pour la conservation des corps de ses semblables, l'homme, stimulé par des sentiments de religion, de respect ou d'amour, mutile en vain leur dépouille inanimée ; en vain il pénètre d'aromates et de sucs conservateurs des restes que la pourriture réclame et saisit. La nature couvre d'un peu de neige le voyageur qui gravit la montagne, puis, après des siècles, elle nous rend un corps sans altération. Elle commande au vent de souffler : le sable du désert s'agite, et les soldats de Cambyse, et les soldats d'Alexandre se dessèchent dans la poussière ; pénétrant de quelques corps inconnus les entrailles de la terre, elle y conserve les générations qui nous ont précédés.

Voilà l'art des embaumements à son plus haut degré de perfection, voilà les momies que nous devons désirer d'imiter. Il faut le reconnaître : quand les Égyptiens, quand les Guanches nous transmirent leurs corps dans un état de conservation qui a fait l'admiration et l'étonnement des siècles, ils le durent au moins autant au secours de la nature qu'à la perfection de leur art et au développement de leur industrie. Si donc nous voulons conserver les corps de ceux qui excitèrent notre vénération ou notre amour, au lieu de dédaigner les momies (1) que nous offre la nature, étudions-les, recherchons avec soin les causes de leur conservation, et, par une analyse raisonnée, tâchons de pénétrer le secret de ses voies.

Si l'on avait suivi cette direction, depuis long-temps, sans doute, on aurait des procédés convenables, et jamais on ne se serait imaginé pouvoir conserver des cadavres d'une manière certaine en les bourrant de soixante ou quatre-vingts espèces de poudres aromati-

____

(1) Le révérend père Kircher, dans son chapitre sur les momies, ne pense pas que ces corps en méritent le nom; voici ce qu'il en dit au chap. III, § 2 : Sed tametsi subindè, in hoc Lybiæ deserto, hujusmodi a sole exsiccata corpora reperiantur, illa tamen minimè mumiæ dicendæ sunt, cum mumia sit cadaver propriè, singulari arte conditum. — « Mais ces corps desséchés et conservés dans les déserts de la Lybie ne peuvent recevoir le nom de *momie*, puisque la momie est, à proprement parler, un corps préparé par un procédé spécial. » — De telles idées nous ont jetés dans les voies de l'empirisme, et ont été les obstacles les plus puissants au progrès de l'art d'embaumer.

ques. D'après ces considérations, nous, qui avons substitué la méthode expérimentale à l'empirisme, et marché du connu à l'inconnu, nous devons, pour être conséquents, étudier d'abord les momies naturelles.

Les unes ont été formées par les qualités générales de l'air et du sol, les autres par des influences purement locales : à la première série, nous rapportons *la momie des sables, celle des avalanches ;* à la seconde, *celles découvertes çà et là dans quelques sépultures, au couvent des Capucins, près Palerme ; dans les caveaux de Saint-Michel, à Bordeaux ; dans le cimetière et l'église de Saint-Nicolas, le Musée, le cloître des Carmes, les souterrains des Jacobins et des Cordeliers, à Toulouse,* etc.

Ces dernières momies, dont la conservation est due très-probablement à des qualités particulières du sol où elles furent déposées, ont été plutôt l'objet, jusqu'à ce jour, d'une vaine curiosité que d'un examen sérieux.

Les docteurs Boucherie, Bermont et Gaubert ont bien voulu me transmettre quelques notes prises par eux dans le courant d'une visite aux caveaux de Saint-Michel, à Bordeaux (août 1837). Je les laisserai parler :

« Les cadavres qu'on montre à Bordeaux, dans le caveau situé sous la tour Saint-Michel, y ont été déposés en 1795, à peu près dans l'état où nous les y retrouvons aujourd'hui. Ils proviennent des sépultures de l'église et du cimetière qui était à sa porte. Une grande quantité d'os, et de débris de parties molles desséchées et conservées comme les cadavres entiers, forment une couche de dix-sept à dix-huit pieds, sur laquelle sont appuyées les extrémités inférieures de soixante-dix sujets, dressés en cercle le long du mur et maintenus dans la position verticale par des cordes qui les retiennent. Les uns, dit-on, reposaient dans la terre depuis plusieurs siècles, d'autres depuis soixante ou quatre-vingts ans au plus.

» Lors de notre visite, le 23 du mois d'août 1837, nous voulions constater avec soin l'état de ces corps, celui du milieu où ils se conservent depuis plus de quarante ans, et surtout nous procurer des lambeaux de la peau et des muscles, pour les examiner à loisir et les soumettre à quelques réactifs chimiques qui pussent nous révéler la présence de l'élément conservateur. Nous ne pouvions espérer de recueillir de la terre qui les avait recouverts, puisqu'ils étaient superposés à des débris jetés dans ce lieu à l'époque où ils y avaient été renfermés.

» Après nous être munis d'un thermomètre qui donnait 24° R., et d'un hygromètre à 34° (à l'air libre, l'un et l'autre), nous avons descendu trente à quarante marches qui conduisent au caveau. La fraîcheur ne nous a pas paru saisissante, comme elle l'est pour l'ordinaire à cette profondeur pendant les ardeurs de la canicule. Nos deux instruments déposés sur le sol, nous avons procédé à l'examen des cadavres.

» C'est un étrange aspect, à la lueur des flambeaux, que celui de cet espace circulaire dont les parois sont tapissées de morts, tous debout. L'œil va de l'un à l'autre involontairement, et parcourt l'ensemble avant de se fixer aux détails. Quoique la plupart soient dans l'attitude des morts ensevelis, quelques différences dans la taille, dans la pose et dans l'expression de la physionomie, produisent une impression étrange, mais confuse encore. Pourtant il est un point où le regard s'attache avec plus d'intérêt, où le cœur frissonne et s'émeut d'une émotion profonde: en ce point s'offre une malheureuse créature dans une position violem-

ment contractée ; sa bouche horriblement ouverte et contournée, ses membres inférieurs
fortement rapprochés du corps, ses bras, l'un
torturé par la convulsion et jeté au-dessus de
la tête, l'autre replié sous le tronc et fixé à la
cuisse par les ongles qui s'enfoncent dans les
chairs, l'inflexion forcée du torse, tout donne
l'expression d'une douleur ineffable, tout an-
nonce une mort violente. Le malheureux a-t-il
succombé dans cet état, ou bien, enterré vivant, a-t-il conservé cette position dans les
angoisses horribles de son réveil?...

» La peau de toutes ces momies, d'un gris
plus ou moins foncé, desséchée et assez douce
au toucher, fait éprouver la sensation d'un parchemin faiblement tendu sur des organes desséchés et de consistance d'amadou ; les articulations sont raides et inflexibles ; la poitrine,
le ventre et le crâne, examinés avec soin, ne
laissent observer aucune incision, aucune ouverture régulière qui indique quelque trace
d'embaumement, même des plus imparfaits.
Les différents organes du visage, encore distincts chez quelques-uns, donnent de la va-
riété à ces physionomies ; deux ou trois présentent les poils de la barbe assez bien conservés,

les dents saines et recouvertes d'un émail bril-
lant. Les extrémités, supérieures et inférieures,
exactement desséchées et entières chez beaucoup de sujets, sont pourvues de toutes les pha-
langes ; la dernière pourtant est dépouillée de
l'ongle. Sur le corps de la plus haute stature, on
voit des bourses d'une vaste capacité, avec les
traces évidentes d'une double hernie scrotale.
La peau, soulevée et considérée à sa partie interne, est tannée comme à l'extérieur ; toute
trace de tissu cellulaire a disparu. Les muscles,
séparés de la peau, ont la couleur, la consistance
et presque la structure intérieure de l'amadou.
La main intro luite dans la poitrine y trouve
quelques rudiments des poumons, d'un réseau
assez semblable à celui des feuilles des arbres,
dépouillées de leur partie charnue : on dirait
une masse de feuilles disséquées par les che-
nilles et rendues adhérentes par les fils et la
liqueur visqueuse que ces insectes y déposent.
Les intestins, desséchés aussi, sont à peu près
dans le même état.

» Tels sont les principaux détails qui se sont
présentés à nous dans le cours de notre examen :
au premier aperçu, il paraît étonnant que ces
corps, extraits depuis plus de quarante ans du

milieu où ils se sont desséchés, n'aient éprouvé aucune altération sensible dans un caveau situé profondément sous la terre et surmonté d'une construction telle que la tour de Saint-Michel. Revenons à nos instruments : peut-être nous aideront-ils à expliquer ce fait. Après une heure de séjour dans cette atmosphère, le thermomètre a passé de 24 à 18°, et l'hygromètre de 34 à 42°, ce qui donne une différence pour le premier de 6°, pour le second de 8°, différence bien faible, si on la compare à celle des caves et autres lieux dans la même position apparente. Cet état thermométrique et hygrométrique de l'air, toujours invariable, est, nous n'en doutons pas, une des circonstances les plus puissantes pour maintenir ces momies. A quoi, d'ailleurs, pouvons-nous attribuer ce double état de l'air dans le souterrain? Une fermentation lente, des mouvements de décomposition latente dans la masse énorme de débris animaux qui forment le sol de ce réduit, n'en sont-ils pas la cause probable? Nous le pensons, et nous livrons avec confiance cette idée à la méditation des savants.

» Notre but était atteint, nous avions constaté les faits et recueilli quelques parcelles de ces

débris pour les soumettre à l'analyse. — Après
différentes épreuves sans résultat, quelques
morceaux de la peau et du tissu musculaire
placés dans l'acide hydrochlorique étendu
d'eau, et traités par l'ébullition, ont été dissous
en totalité dans le liquide, auquel ils ont donné une teinte d'un brun foncé. Cette liqueur,
filtrée et traitée par le cyanure jaune de potassium, a donné un précipité bleu très-abondant,
et la présence du fer a été ainsi démontrée. Dès
lors, nous avons pensé que la conservation de
ces corps était due à la présence d'un composé
de fer, dans les terres où ils avaient été déposés. Mais le sang humain en renferme aussi;
était-ce la portion de cet élément de nos tissus,
que l'expérience mettait à nu? Une suite d'ex-
périmentations comparées sur les tissus des
momies, d'une part, et sur les mêmes tissus,
desséchés au soleil, de sujets morts depuis peu
de jours, d'autre part, nous ont prouvé jusqu'à l'évidence l'excès du fer dans les premiers.
Ce sont sans doute des circonstances analogues
qui ont déterminé la conservation des corps
trouvés à Toulouse, à Palerme, etc. Nous re-
grettons de ne pouvoir vous transmettre la suite
des expériences faites par notre savant ami,

le docteur Boucherie; elles seront l'objet d'un travail approfondi. »

Le même phénomène se reproduit encore sur différents points de nos pays, soumis à une température modérée : ainsi, vers 1660, M. de La Visée et son domestique ayant été assassinés à Paris et enterrés sur le lieu du crime, leurs corps furent trouvés après un an, entiers et fort reconnaissables, sans qu'un manteau qui était doublé de panne eût souffert la moindre altération.

La momie des avalanches, et toutes celles dont la conservation est due à un abaissement constant de la température, retiennent la fraîcheur et la plénitude des tissus, pendant des années et des siècles, si les conditions de milieu restent les mêmes; mais, dans ces circonstances, l'action du froid n'a d'autre influence que de suspendre le mouvement de décomposition; car, à l'instant même où elle cesse, les tissus obéissent rapidement aux lois de la chimie inorganique.

Dans le cas pourtant où les corps exposés au froid sont frappés par un vent vif et sec, on peut observer, comme dans l'exemple qui suit, une véritable momification.

Il y a sur le sommet du grand Saint-Bernard une sorte de morgue dans laquelle on dépose, depuis un temps immémorial, les corps des malheureux qui périssent sur cette montagne, par le froid ou par la chute des avalanches.

L'étude des circonstances de localité, de température, dans lesquelles se trouve cet établissement, peut jusqu'à un certain point mettre sur la voie des conditions les plus favorables à la longue conservation des cadavres. Là, on montre aux voyageurs des corps qu'on assure se conserver assez bien pour être encore reconnaissables au bout de deux ou trois ans. Un médecin que sa qualité d'ancien prosecteur de la Faculté de Médecine de Paris rendait curieux de visiter cette partie de l'hospice dans tous les détails, a pu vérifier de ses propres yeux tout ce qu'en ont écrit les voyageurs, et nous a transmis les renseignements suivants.

L'hospice du Saint-Bernard est, comme on sait, l'habitation la plus élevée qui soit en Europe, puisqu'elle est à 7,200 pieds au-dessus du niveau de la mer. La température de ce point de la surface du globe est toujours très-basse, rarement au-dessus de zéro, même en été. Ce vaste établissement est bâti sur le bord d'un petit lac, dans le fond d'une petite gorge; le principal corps de logis représente un long parallélogramme placé dans le sens de la gorge, de telle sorte que ses deux faces principales, percées de nombreuses fenêtres, sont abritées du vent par les rochers, tandis que deux extrémités sont au contraire, exposés à toute la violence de ceux qui soufflent d'un côté à l'autre de la gorge. C'est à cinquante pas environ de ce bâtiment principal, et un peu en dehors de son alignement, que se trouve la morgue, sorte de salle carrée, dont les murs, épais de trois à quatre pieds, sont construits en bonne pierre, et dont la toiture cintrée est fort solide. Deux fenêtres de quatre pieds environ, garnies de treillages seulement, sont percées dans le sens de la largeur de la petite vallée, et se correspondent exactement, de sorte qu'un perpétuel courant d'air froid a lieu dans l'intérieur de la salle. Du reste, il n'y a dans cette morgue qu'une seule table, sur laquelle on dépose les cadavres pendant les premiers temps, après quoi, on les dispose le long des murs dans une attitude droite. A l'époque de mon passage au grand Saint-Bernard (31 août 1837), il y avait plusieurs de ces corps momifiés le long des murs de la salle ; un plus grand nombre avaient leurs os entièrement décharnés et jonchés sur le sol de la salle. On m'a dit que la putréfaction des chairs et le dépouillement des os ne s'opéraient que quand les cadavres tombaient accidentellement par terre, et que cela tenait à l'humidité des dalles, qui n'étaient pas toujours à l'abri des neiges entraînées par les courants d'air à travers les fenêtres de la morgue.

(Note communiquée par le Dr. LENOIR.)

L'existence de la momie des sables est attestée par une foule de voyageurs, et tous les auteurs qui ont écrit sur les embaumements en ont fait mention. Elle se retrouve partout où une atmosphère sèche et brûlante pénètre profondément des masses d'un sable fin toujours prêt à s'agiter au souffle des vents. Pour l'Egypte, par exemple, Hérodote nous parle de ces corps desséchés dans le sable : Cambyse, au dire de cet auteur, en essuya les cruels effets ; il y perdit son armée presque entière, lors de son expédition au temple de Jupiter Ammon.

Le père Kircher nous en donne une description intéressante : « Dans les contrées de l'Afrique situées au-delà du Nil, est un vaste désert de sables, dont les vagues immenses

apparaissent dans un horizon sans limites semblables à celles de la mer. Agités par les vents,
ces sables produisent de si affreuses tempêtes,
qu'ils engloutissent sous leurs amas énormes
les voyageurs, les bêtes de charge et les marchandises..... Les corps ainsi ensevelis sont
desséchés après de longues années et par l'ar-
deur des rayons du soleil, et par la vertu de
ce sable brûlant : c'est ce qui a fait dire à
quelques-uns que les momies pouvaient être
formées par le seul effet de causes naturelles.
Mais ces corps qu'on retrouve dans les déserts
de la Lybie ne peuvent recevoir le nom de momie, etc.... (1) — Pénicher, Clauderus, de

<hr>

(1) Voici le passage du P. Kircher, dont nous donnons
seulement quelques fragments dans notre citation :

« Est in Transnilanâ Africæ regione, desertum ingens
sabuli, arenarumque cumulis in immensum exporrectum,
unde et sabulosi maris non immerito nomen obtinuit; hæ
siquidem arenæ ventis concitatæ tam sævas subinde
tempestates movent, ut arenis in clivos aggestis, turbi-
num violentiâ, et jumenta et viatores una cum mercibus
suis, nullâ evadendi spe relictâ, vivos sepeliant. Refert
Pomponius Mela de rupe quâdam in hoc deserto exis-
tente, austro consecrata, quæ simul atque vel manu tacta
fuerit, austro mox provocato, sævissimas procellas mo-

Maillet, Rouelle, le comte de Caylus, citent des exemples de la même nature. Une caravane toute entiere ou quelques voyageurs disparaissent sous un amas de sable; des années, des siecles s'écoulent, puis une nouvelle révolution dans le gisement de ces masses

---

veat, sabulo in tantum intumescente, ut pelagus undarum vorticibus, fluctuumque æstibus concitatum videri queat. Hanc rupem dum olim Sylli inconsultius adeunt, sive occultiori naturæ impetu, sive magicis incantationum præstigiis, vento mox exoriente, et sabulosos cogente montes, ad unum omnes extincti feruntur. Est et in hoc deserto, ammonium oraculum et serapium, sphyngesque ingentes quarum aliæ usque ad caput, aliæ ex dimidio arenâ obrutæ, strabone teste, spectantur. Hoc itaque celeberrimum oraculum consulturus olim Alexander Magnus, dum pleno aleæ itineri se accingit, ad illud quidem incolumis pervenit, sed quos milites ex suo exercita non sabulosi pelagi turbines, hos æstus, sitisque confecisse traditur. Sed ut unde digressus revertar, in hoc sabuloso deserto dicunt non nulli mumias solius naturæ industriâ confici; dum aiunt, viatorum deserti tempestatibus extinctorum corpora tum solis tunc ferventissimæ hujus arenæ pinguioris virtute, longo tempore siccata, tostaque, in hunc statum degenerare. Sed tametsi subinde, in hoc Lybiæ deserto hujusmodi a solo exsiccata corpora reperiantur, illa tamen minime mumiæ discendæ sunt... »

rend à la lumiere les corps qu'une révolution précédente avait engloutis ; ils sont noirs , desséchés et légers par la perte de tous leurs fluides. Au Mexique , M. de Humboldt a rencontré de véritables momies. Des voyageurs ont visité des champs de bataille situés sur un sol privé de pluie , et dans une atmosphere brûlante. Ils ont vu avec étonnement que ces champs étaient couverts de cadavres Espagnols et Péruviens , desséchés et conservés depuis long-temps. A côté de ces phénomènes que nous offre la nature viennent se placer les momies dont parle de Maillet, dans ses Lettres sur l'Égypte. «On a découvert, dit-il, depuis peu, dans cette plaine des momies, une manière jusqu'ici inconnue d'ensevelir les corps. A l'extrémité de cette vaste campagne et vers les montagnes qui la bornent au couchant, on a trouvé des lits de charbon sur lesquels sont couchés des corps emmaillottés seulement de quelques langes et couverts d'une natte sur laquelle règnent des sables de sept à huit pieds de hauteur. Cependant on doit observer que ces corps, quoiqu'ils ne fussent point embaumés, ou ne le fussent que légèrement, de même que ceux qu'on avait négligé de renfermer dans des caisses, n'en étaient pas moins à l'abri de la corruption. »

J'avais promis de faire ressortir la liaison simple qui existe entre les produits de la nature et ceux de l'industrie humaine, de montrer que les premiers ont engendré les seconds. Les faits que je viens d'exposer mettent, je pense, cette proposition hors de doute.

La conservation des corps chez les Guanches, qui est déjà un degré avancé de l'art, sera la matière du chapitre suivant.

CHAPITRE III.

EMBAUMEMENTS DES GUANCHES.

Les Guanches sont avec les Égyptiens le seul peuple chez lequel l'usage des embaumements ait été national, et l'on trouve dans les procédés et le mode de conservation des uns et des autres des analogies si frappantes, que l'étude des momics chez les Guanches est probablement le moyen le plus sûr d'arriver à quelque notion positive sur leur origine et leur parenté; et pour nous renfermer dans le sujet qui nous occupe ici, nous devons faire remarquer que les détails connus sur la manière d'embaumer des Guanches éclaircissent et complètent les descriptions que les auteurs anciens nous ont transmises des procédés égyptiens : c'est ainsi qu'il nous paraît hors de doute que leur silence sur le desséchement dans l'acte de la momification est une simple omission de leur part; que ce desséchement s'opérait pendant les soixante-dix jours de préparation ; qu'il était la partie principale des procédés suivis , et cela parce que, chez les Guanches, le desséchement était mis en première ligne, si nous en devons croire les relations des auteurs.

C'est ici un des plus beaux exemples de l'utilité de l'étude comparée des mœurs et des usages des différents peuples : la lumière jaillit pour les uns et les autres du rapprochement des faits.

Ce soin donné par les Guanches à l'évaporation des parties fluides de leurs cadavres est la cause qui nous a déterminé à placer leurs momies immédiatement après celles des déserts de la Lybie ; car leur procédé se rapproche le plus de celui de la nature. Les détails que nous allons donner sont extraits de l'excellent travail de M. Bory de Saint-Vincent sur les îles Fortunées.

« Les arts des Guanches n'étaient pas nombreux; le plus singulier sans doute est celui des embaumements.

Les Guanches conservaient les restes de leurs parents d'une manière scrupuleuse , et n'épargnaient rien pour les garantir de la corruption. Par un but moral, chacun préparait lui-même les peaux de chèvres dans lesquelles devaient être enveloppés ses débris, et qui devaient lui servir de sépulture. Ces peaux étaient souvent depouillées de leur poil ; d'autres fois on l'y laissait, et l'on mettait alors indifféremment le côté velu en dedans ou en dehors (dans les peaux d'une momie entière que j'ai eue par les soins de M. Broussonet, on avait laissé le poil, et il se trouvait en dedans). Les procédés dont on se servait pour faire des momies assez parfaites, qu'on nommait *xaxos*, sont à peu près perdus. Quelques écrivains ont cependant laissé des détails à ce sujet, mais peut-être ne sont-ils pas plus exacts que ceux qu'Hérodote nous a transmis sur les embaumements égyptiens. Chez les Guanches, les embaumeurs étaient des êtres abjects : des hommes et des femmes remplissaient cet emploi respectivement pour leur sexe; on les payait très-bien, mais on se serait cru avili par leur fréquentation, et tout ce qui s'occupait de la préparation des xaxos vivait retiré solitaire et caché à tous les regards. C'est donc mal à propos que Sprats a avancé que les embaume-

ments étaient confiés à une tribu de prêtres qui
en faisaient un mystère sacré, et que le secret
s'est perdu avec ces prêtres. Il y avait plusieurs
sortes d'embaumement et plusieurs emplois
parmi ceux qui en était chargés.

Quand on avait besoin du ministère des embaumeurs, on leur apportait le cadavre à conserver, et l'on se retirait aussitôt. Si le mort
appartenait à des gens en état de faire une
certaine dépense, on l'étendait d'abord sur
une table de pierre ; un opérateur lui faisait
une ouverture au bas-ventre avec un caillou
affilé, taillé en forme de couteau et appelé *ta-
bona;* on en retirait les intestins, que d'autres
opérateurs lavaient et nettoyaient ensuite ; on
lavait aussi le reste du corps, et surtout les parties délicates, comme les yeux, l'intérieur de
la bouche, les oreilles et les doigts, avec de
l'eau fraîche dans laquelle on avait fait dissoudre le plus de sel possible. On remplissait
de plantes aromatiques les grandes cavités ; on
exposait ensuite le cadavre au soleil le plus ardent, ou dans les étuves quand le soleil n'était
pas assez chaud. Pendant l'exposition on en-
duisait fréquemment le corps d'une sorte d'on-
guent composé de graisse de chèvre, de poudre

de plantes odoriférantes, d'écorce de pin, de résine, de brai, de pierre-ponce et autres matières absorbantes. Feuillé croit que ces onctions se faisaient aussi avec une composition de beurre et de substances dessiccatives et balsamiques, parmi lesquelles il nomme la résine de larix ou mélèse, et les feuilles de grenadier, qui n'ont jamais eu la propriété de conserver les cadavres.

Le quinzième jour, l'embaumement devait être complètement terminé ; la momie devait être sèche et légère ; les parents l'envoyaient chercher, et l'on célébrait les obsèques le plus magnifiquement que l'on pouvait. On cousait le mort en plusieurs doubles dans les peaux qu'il avait préparées de son vivant, et on le ceignait avec des courroies retenues par des nœuds coulants. Les rois et les grands étaient en outre placés dans une caisse ou cercueil d'un seul morceau et creusé dans le tronc d'une sabine, dont le bois passait pour incorruptible. On portait enfin les xaxos, ainsi cousus et encaissés, dans des grottes inaccessibles et consacrées à les recevoir. L'autre manière de conserver les morts, moins dispendieuse, consistait à les faire sécher au soleil, après leur avoir

introduit dans le ventre une liqueur corrosive : cette liqueur rongeait toutes les parties
intérieures que le soleil n'aurait pu dessécher
assez pour les empêcher de se corrompre.
Comme les autres xaxos, les parents les cou-
saient dans des peaux, et on les portait dans
les grottes.

Ces momies, telles qu'on les trouve aujour-
d'hui, sont sèches, légères ; plusieurs sont parfaitement conservées avec leurs cheveux et leur
barbe ; les ongles manquent souvent ; les traits
du visage sont distincts, mais retirés ; le ventre
est affaissé. Dans quelques-unes, on ne trouve
aucune marque d'incision ; dans d'autres, on
voit la trace d'une assez grande fente sur le
flanc. Les xaxos sont d'une couleur tannée,
d'une odeur ordinairement agréable ; exposés
à l'air, hors des peaux de chèvres, qui sont ad-
mirablement bien conservées, ils tombent peu
à peu en poussière ; ils sont piqués en plusieurs
endroits, environnés de chrysalides de mouches venues probablement de vers déposés sur
le corps pendant la préparation : ces larves et
ces chrysalides, qui n'ont pu se reproduire, se
sont conservées saines et entières, ainsi que les
momies.

Le chevalier Scory dit que ces momies ont plus de deux mille ans : on ne peut guères déterminer depuis combien de temps elles se conservent; mais nous verrons par la suite qu'il y avait certainement plus de deux mille ans que les Guanches embaumaient. Je croirais volontiers que, dans la composition corrosive qu'on employait dans la seconde espèce de préparation, et peut-être même dans tous les embaumements, les Guanches se servaient du suc d'euphorbe : ils employaient sans doute celui de l'espèce propre à leur climat, qui est âcre et laiteuse; j'en ai reconnu des morceaux entiers dans la poitrine d'une momie à laquelle il n'y avait cependant pas eu d'incision. On m'a assuré qu'on en avait aussi tiré des feuilles très-bien conservées, et qu'on avait reconnues pour être de laurier. Pendant qu'on exposait les corps au soleil, on étendait les bras des hommes le long du tronc, et on croisait plus communément les bras des femmes devant la partie inférieure du ventre. On découvre de temps en temps de nouvelles catacombes aux Canaries. En 1758, on en trouva une à Palme; mais, soit que les momies en fussent très-anciennes, soit qu'elles fussent mal embaumées, elles tombèrent aussitôt en poussière. A Fer, on a trouvé sur les tables où l'on avait couché les xaxos, des meubles dont le mort avait usé pendant sa vie. Dans cette île, on murait les cavernes sépulcrales, pour qu'elles ne servissent pas de retraite aux oiseaux de proie et aux corbeaux.

A Canaries, on ne se bornait pas toujours à placer les momies dans des grottes : on élevait des tombeaux particuliers à certains morts de distinction. Ces morts privilégiés, embaumés et vêtus de leur habit, appelé tamarco, étaient placés sur des planches de bois de pin exhaussées, et la tête tournée du côté du nord. On bâtissait ensuite dessus un monument en pierre sèche, en forme pyramidale et souvent assez élevé. — On connaît plusieurs catacombes à Ténériffe : la plus célèbre est celle de Baranco de Herque, entre Arico et Guimar, au pays d'Abona : elle fut découverte dans le temps que Clavijo écrivait ses *Noticias*. Il rapporte qu'on y rencontra plus de mille momies, tandis que dans les autres on n'en avait pas trouvé plus de trois ou quatre cents à la fois. C'est de là que sont venus les xaxos qui sont dans le cabinet du roi d'Espagne, et les deux que M. de Chastenet-Puységur envoya, en 1776, au Jardin des Plantes : les pieds manquaient malheureusement à l'une d'elles. »

Nous nous abstiendrons de toute réflexion sur le récit qui précède. Les rapprochements viendront d'eux-mêmes à l'esprit du lecteur dans la description qui va suivre, du procédé des Égyptiens.

Toutefois, nous devons signaler un fait observé sur deux momies des Guanches, fait qui manque dans la description précédente.

M. Jouannet, savant modeste et laborieux, a constaté que deux momies des Guanches, qui ont été en sa possession, avaient les yeux, le nez et la bouche remplis de bitume, comme quelques-unes des Égyptiens. Les peaux qui les contenaient étaient fermées avec soin, et rien n'indiquait que le bitume fût une addition postérieure à l'embaumement.

CHAPITRE IV.

DE L'EMBAUMEMENT CHEZ LES ANCIENS ÉGYPTIENS.

Puisque l'ignorance où nous sommes de la langue de cette grande nation nous met dans l'impossibilité de savoir, par nous-mêmes, les causes et les procédés de la conservation des cadavres, suivons les récits des auteurs anciens, efforçons-nous de retrouver, non par l'imagination, mais par les faits positifs, par l'étude des conditions extérieures invariables, les différentes données de la question des embaumements chez les Égyptiens.

D'abord, si nous faisons abstraction de tout ce que le perfectionnement successif des arts, le luxe, l'amour des distinctions a pu ajouter à la conservation simple, nous arrivons avec *Rouelle* à cette conclusion, que le travail des embaumements se réduisait à deux parties essen-

tielles : la première, de dessécher les corps,
c'est-à-dire de leur enlever les liquides et les
graisses qu'ils contenaient; la seconde, de défendre les corps ainsi desséchés, de l'humidité
extérieure et du contact de l'air. Nous avons
vu déjà tout le secours qu'ils tiraient de leur
climat pour remplir la première condition :
une description détaillée nous fera connaître
ce que leur industrie savait y joindre. Quant à
la seconde, la nature de leurs souterrains leur
venait encore puissamment en aide.

Ces vastes cavités, dit Pelletan, à l'abri des
inondations du Nil, ont sans doute fourni
d'abord les matériaux des monuments de Thèbes, et les architectes du temps creusaient ainsi
les tombeaux des familles en élevant leurs pa-
lais. Toute leur surface, depuis l'entrée jusqu'aux replis les plus profonds de ces cavités
ténébreuses, est couverte de sépultures et de
peintures à fresque; chaque sujet encadré forme autant de petits tableaux qui se touchent,
et dont les personnages n'ont pas plus de deux
ou trois pouces de hauteur; en sorte que toute
l'étendue de ces doubles murs, dont le développement est incalculable, a été l'objet d'un
travail minutieux. Les sculptures sont en bas-

reliefs et couvertes de teintes égales, mais vives et *très-bien conservées*. Les points du rocher
qui ne se prêtaient point au travail ont été
couverts d'un enduit parfaitement solide, et si
durable qu'on *n'y observe encore d'autres dé-*
gradations que celles qui ont résulté des efforts de
quelques voyageurs pour en emporter des fragments.
La perspective manque toujours dans ces tableaux ; les corps sont de face et les visages de
profil ; mais le dessin est pur et les proportions justes ; on n'y trouve rien qui décèle l'i-
gnorance de l'artiste ; ce qui suppose chez les
Égyptiens, sinon une grande perfection dans
les arts, du moins une grande popularité dans
leur pratique. Les sujets de ces tableaux sont
des scènes domestiques ; ils se terminent ordinairement par un convoi funèbre, d'où l'on
peut conclure qu'elles sont relatives à la vie de
l'homme enfermé dans chaque niche latérale.
La température des caveaux est de 20°.

Il nous a paru convenable de préciser ainsi
les conditions de desséchement et de conservation ultérieure, avant de présenter les
descriptions qui nous ont transmis d'une manière plus ou moins exacte la part des hommes dans cette opération. Hérodote, Diodore

de Sicile et Porphyre, qui ont écrit avec le plus de détail sur les funérailles des Égyptiens, vont nous fournir les premiers renseignements.

Hérodote. Le deuil et les funérailles se font de cette manière : quand il meurt un homme de considération, toutes les femmes de sa maison (*oikétès*) se couvrent de boue la tête et même le visage ; elles laissent le mort à la maison, se ceignent par le milieu du corps, se découvrent le sein, se frappent la poitrine et parcourent la ville, accompagnées de leurs parentes. D'un autre côté, les hommes se ceignent aussi et se frappent la poitrine : après cette cérémonie, on porte le corps à l'endroit où on l'a embaumé.

Voici, d'après Diodore de Sicile (livre Ier, tom. 1er, p. 102, § xcii), les cérémonies de la sépulture chez les Égyptiens : « Les parents fixent le jour des obsèques, afin que les juges, les parents et les amis du mort aient à s'y trouver, et ils le déterminent, en disant qu'il doit passer le lac ; arrivent ensuite les juges au nombre de plus de quarante ; ils se placent et forment un demi-cercle au-delà du lac. On approche de ses bords un bateau que tiennent prêt ceux qui sont chargés de cette cérémonie et sur lequel est un nautonnier que les Égyptiens nomment en leur langue *charon*. Aussi dit-on qu'Orphée ayant remarqué cet usage dans son voyage en Egypte, en prit occasion d'imaginer la fable des enfers, en imitant une partie de ces cérémonies, et en y ajoutant d'autres de son invention. Avant que de placer sur le bateau le cercueil où est le corps du mort, la loi permet à un chacun de l'accuser. Si l'on prouve qu'il a mal vécu, les juges le condamnent et il est exclus du lieu de sa sépulture. S'il paraît qu'il a été accusé injustement, on punit sévérement l'accusateur. S'il ne se présente personne pour l'accuser, ou si celui qui l'a fait est reconnu pour un calomniateur, les parents ôtent les marques de leur douleur, et font l'éloge du mort, sans parler de sa naissance, comme cela se pratique en Grèce, parce qu'ils pensent que les Égyptiens sont tous également nobles. Ils s'étendent sur la manière dont il a été élevé et instruit depuis son enfance, sur sa piété, sur sa justice, sa tempérance et ses autres vertus depuis qu'il est parvenu à l'âge viril, et ils prient les dieux des enfers de l'admettre dans la demeure des gens pieux. Le peuple applaudit et glorifie le mort, qui doit passer toute l'éternité dans les enfers avec les bienheureux. Si quelqu'un a un monument destiné à sa sépulture, on y dépose son corps; s'il n'en a point, on construit dans sa maison une chambre, et l'on pose sa bière droite contre la partie du mur la plus solide. On place dans leurs maisons ceux auxquels on n'a pas accordé la sépulture, soit à cause des crimes dont on les a accusés, soit à cause des dettes qu'ils avaient contractées, et il arrive quelquefois dans la suite qu'on leur donne une sépulture honorable, parce que leurs petits-enfants devenant riches, paient leurs dettes ou les font absoudre. » — Orphée communiqua aux Grecs ces usages des Égyptiens, appliqués aux enfers. Homère, marchant sur ses traces, en orna sa poésie : « *Mercure*, dit-il, sa baguette à la main, convoquait les âmes des poursuivants. » Et peu après : « Elles traversèrent l'océan, passèrent près de Leucade, entrèrent par la porte du Soleil (Héliopolis) dans le pays des Songes, et bientôt elles arrivèrent dans la prairie d'Asphodèle, où habitent les âmes qui sont les *images des morts*. »

Mais reprenons le récit d'Hérodote : Il y a en

Égypte certaines personnes que la loi a chargées des embaumements, et qui en font profession.

Quand on leur apporte un corps, ils montrent
aux porteurs des modèles de morts en bois. Le
plus recherché représente, à ce qu'ils disent,
celui dont je me fais scrupule de dire le nom; ils en
font voir un second, qui est inférieur au premier
et qui ne coûte pas si cher; ils en montrent
encore un troisième qui est au plus bas prix. Ils
demandent ensuite suivant lequel de ces trois
modèles on souhaite que le mort soit embaumé.
Après qu'on est convenu du prix, les parents
se retirent : les embaumeurs travaillent chez
eux, et voici comment ils procèdent à l'embaumement le plus précieux. — D'abord ils
tirent la cervelle par les narines, en partie
avec un ferrement recourbé, en partie par le
moyen des drogues qu'ils introduisent dans la
tête; ils font ensuite une incision dans le flanc
avec une pierre d'Éthiopie tranchante.

Le corps étant étendu par terre, le scribe trace
sur le flanc gauche tout ce qu'on doit couper.
Celui qui doit faire l'incision coupe, avec une
pierre d'Éthiopie, autant de chair que l'ordonne la loi. Cela fait, il s'enfuit de toutes ses

forces, et les assistants le poursuivent à coups de pierres, en le chargeant d'imprécations, comme s'ils voulaient détourner sur lui ce crime. Ils regardent, en effet, comme odieux quiconque fait violence à un corps de même nature que le leur, quiconque le blesse, en un mot, quiconque lui *fait quelque mal.* » (Diodore, liv. 1er, t. 1er, p. 102.)

Ils tirent par cette ouverture les intestins, les nettoyent et les passent au vin de palmier, les mettent dans un coffre, et entre autres choses qu'on fait pour le mort, on prend le coffre, on atteste le soleil, et l'un des embaumeurs lui adresse pour le mort ces paroles qu'Euphantus a traduites de sa langue maternelle : « Soleil, souverain maître, et vous tous, dieux, qui avez donné la vie aux hommes, recevez-moi et permettez que j'habite avec les dieux éternels. J'ai persisté, tout le temps que j'ai vécu, dans le culte des dieux que je tiens de mes pères ; j'ai toujours honoré ceux qui ont engendré ce corps ; je n'ai tué personne, je n'ai point enlevé de dépôt ; je n'ai fait aucun autre mal. Si j'ai commis quelqu'autre faute en ma vie, soit en mangeant, soit en buvant, ce n'a point été pour moi, mais pour ces choses. L'embaumeur montrait, en achevant ces mots, le coffre où étaient les intestins, et jetait ensuite le coffre dans le fleuve. Quant au reste du corps, lorsqu'il était pur, on l'embaumait. » (Porphyr., *De abstinentiâ ab esû animalium*, livre 17, § 10, p. 329.)

Ensuite ils remplissent le ventre de myrrhe pure broyée, de canelle et d'autres parfums, l'encens excepté; puis ils le recousent. Lorsque cela est fini, ils salent le corps en le couvrant de *natrum* pendant soixante-dix jours. (Natrum, dans l'intention d'enlever et sécher les parties huileuses, lymphatiques et graisseuses ; mais ce devait être la première opération, car si on eût commencé à remplir le corps de myrrhe et d'aromates avant de le saler, le natrum agissant sur les matières balsamiques et formant avec leurs huiles une matière savonneuse très-soluble et facile à être emportée par les lotions, aurait détruit la plus grande partie de ces aromates. D'ailleurs Diodore ne parle pas du natrum.)

Il n'est pas permis de les laisser séjourner plus long-temps dans le sel. Les soixante-dix jours écoulés, ils lavent le corps et l'enveloppent entièrement de bandes de toile de coton,

enduites de gomme arabique, *commi*, dont les
Égyptiens se servent ordinairement comme de
colle. Les parents retirent ensuite le corps, ils
font faire en bois un étui de forme humaine ;
ils y renferment le mort, et le mettent dans
une salle destinée à cet usage ; ils le placent
droit contre la muraille. Telle est la manière
la plus magnifique d'embaumer les morts. —
Ceux qui veulent éviter la dépense choisissent
cette autre sorte : on remplit des seringues
d'une liqueur onctueuse qu'on a tirée du cèdre;
on en injecte le ventre du mort sans y faire aucune incision, et sans en tirer les intestins :
quand on a introduit cette liqueur par le fondement on le bouche, pour empêcher la liqueur injectée de sortir; ensuite on sale le
corps pendant le temps prescrit. Le dernier
jour on fait sortir du corps la liqueur injectée;
elle a tant de force qu'elle dissout le ventricule
et les entrailles, et les entraîne avec elle. Le
natrum consume les chairs, et il ne reste du
corps que la peau et les os. Cette opération
finie, ils rendent le corps sans y faire autre
chose.

La troisième espèce d'embaumement n'est
que pour les plus pauvres. On injecte le corps

avec la liqueur nommée *surmata ;* on met le corps dans le *natrum* pendant soixante - dix jours, et on le rend ensuite à ceux qui l'ont apporté. Quant aux femmes de qualité, lorsqu'elles sont mortes, on ne les remet pas sur-le-champ aux embaumeurs, non plus que celles qui sont belles et qui ont été en grande considération, mais seulement trois ou quatre jours après leur mort. On prend cette précaution de crainte que les embaumeurs n'abusent des corps qu'on leur confie.

On raconte qu'on en prit un sur le fait, avec une femme morte récemment, et cela, sur l'accusation d'un de ses camarades.

Les récits qui précèdent ont été l'objet d'une foule de commentaires, de discussions et de recherches. On s'est étonné qu'Hérodote eût omis le desséchement ; mais il arrivait naturellement pendant le temps consacré à la préparation. — Les uns ont voulu que le corps entier fût premièrement salé et ensuite pénétré de matières résineuses et balsamiques qui, s'incorporant avec les chairs, les préservaient de la putréfraction ; les autres ont prétendu que les corps, après avoir été salés, étaient desséchés, et que ce n'était qu'après cette dessiccation qu'on leur appliquait les matières résineuses et balsamiques. Il suffit de la simple inspection des momies pour rejeter la première opinion. Quelle union, en effet, ces dernières matières auraient-elles pu contracter avec les fluides des tissus? et comment concevoir dès lors que des corps remplis souvent d'une sérosité corrompue aient résisté à l'action intestine de causes si actives de décomposition?

M. Rouelle a pensé que le *natrum* était un al-cali fixe, qui agissait à la manière de la chaux, en dépouillant les cadavres des liqueurs lym-phatiques et de la graisse, et en ne laissant que les parties fibreuses et solides. Aussi, d'a-près cette manière de comprendre le procédé des Égyptiens, est-il amené à relever une erreur qui s'est glissée dans le récit d'Hérodote, au su-jet de la première classe d'embaumement. Il y est dit qu'on emplissait le ventre du cadavre, de myrrhe, de canelle et d'autres parfums, ex-cepté *l'encens*, et qu'ensuite on le mettait dans le *natrum;* après quoi on le lavait. Mais à quoi auraient servi ces matières résineuses avec les-quelles l'alcali du *natrum* aurait bientôt formé une matière savonneuse, que les lotions au-raient emportée, au moins en grande partie?

Il est bien plus raisonnable de penser que les matières balsamiques et résineuses n'étaient appliquées aux cadavres qu'après qu'on les avait retirées du *natrum*.

Le même auteur signale encore une inexactitude dans ce qu'Hérodote nous a appris sur les bandages des momies. Très-peu de momies, dit-il, sont enveloppées selon la description d'Hérodote, c'est-à-dire que les bandes de toile ne sont pas collées ensemble avec de la gomme seule, appliquées immédiatement sur le corps simplement desséché, sans aucune matière résineuse. Un pareil embaumement est des moins précieux, pendant qu'Hérodote le décrit comme le plus riche ou le plus cher.

La momie que l'on conserve dans le cabinet de Sainte-Geneviève et les deux qui sont dans celui des Célestins peuvent jeter de nouvelles lumières sur cet endroit d'Hérodote et confirmer mes conjectures. Ces momies ont deux espèces de bandages; le corps et les membres sont chacun séparément enveloppés avec des bandes de toile, enduites de résine ou de bitume, et elles sont si bien unies ensemble qu'elles ne font qu'une masse; c'est sans doute ce qui a fait croire à quelques auteurs que

cette épaisseur n'était que des chairs embaumées. Il y a d'autres bandes de toile sans
matière bitumineuse qui enveloppent tout le
corps ; les deux bras étaient croisés sur l'estomac, et les deux jambes collées ensemble.
Ces momies sont emmaillottées par ces nouvelles bandes, ou, si l'on veut, par ce dernier
bandage, de même qu'on emmaillotte les enfants ; ces bandes sont jaunâtres, particulièrement celles de la momie du cabinet de
Sainte-Geneviève, et elles sont absolument
sans matière résineuse. On peut donc facilement conclure que ces bandes ont pu être simplement enduites de gomme. Il paraît qu'Hérodote a oublié de décrire l'usage du premier
bandage, employé pour soutenir les matières
résineuses à la surface du corps, et qu'ayant
peut-être vu, chez les embaumeurs ou autre
part, quelques corps emmaillottés comme les
enfants, il n'aura décrit que le deuxième bandage.

Si on examine avec attention la momie du
cabinet de Sainte-Geneviève et celle du cabinet des Célestins, on verra que le deuxième
bandage est également une suite de l'embaumement ordinaire ou plus recherché ; car la

momie des Célestins, dont on a enlevé le premier bandage, sans doute pour voir l'embaumement, a les bandes du premier bandage
d'une toile grosse et très-claire; au contraire, les
bandes de celle de Sainte-Geneviève sont beaucoup plus fines, pendant que les matières des
embaumements de ces deux momies sont les
mêmes. Il me paraît que les momies sont rarement parvenues à nous avec le second bandage, et je suis persuadé que la conservation
de ceux des momies du cabinet deS ainte-Ge-
neviève et des Célestins n'est due qu'à leur
caisse ou aux soins singuliers de ceux qui les
ont envoyées.

Enfin Rouelle a analysé la matière des embaumements, et le résultat de l'analyse faite
sur six momies lui a donné pour deux, le succin, pour les quatre autres, le bitume de Judée ou le pisasphaltum, mélange où se trouve
le bitume de Judée. —Rouelle n'a rencontré de
traces certaines de myrrhe dans aucune momie. Voici la conclusion qu'il tire des faits :
« Nos expériences nous fournissent donc trois
embaumements différents par leur matière. Le
premier, avec le bitume de Judée; le second,
avec le mélange du bitume et la liqueur de

cèdre ou le *cédria*, et le troisième, avec ce mélange auquel on a joint des matières résineuses et très-aromatiques. »

Nous nous bornons à ces réflexions sur les procédés décrits par les anciens et donnés par eux comme les seuls pratiqués en Egypte. — Nous allons citer quelques passages du mémoire si remarquable de M. Rouyer, par lesquels on pourra juger facilement qu'ils n'ont pas eu connaissance de plusieurs méthodes en usage chez ce peuple. Toutefois, il est bon de donner ici quelques explications qui jettent une nouvelle lumière sur les sources que nous avons reproduites ; elles sont extraites la plupart du mémoire du comte de Caylus.

L'exhibition des modèles de la part des embaumeurs avait rapport à la richesse du travail demandé et à la dépense de l'embaumement choisi. — Le premier modèle, qu'Hérodote se faisait scrupule de nommer, était probablement la figure de quelque divinité (Isis). — Hérodote ne parle point du prix, et il se peut que Diodore ait rapporté ses évaluations sans en être trop bien instruit. Selon son récit, le premier coûtait un talent (environ 4500 fr. de notre monnaie) ; le second, 20 mines (1500 fr.) ;

le troisième, peu de chose (vague). — Diodore continue en ces termes : La fonction d'ensevelir est une profession particulière, qui a été apprise, comme les autres, dès l'enfance. Ceux qui l'exercent vont porter chez les parents un état de ce qu'on peut dépenser, et leur demandent à quoi ils jugent à propos de s'en tenir. Etant convenus, ils prennent le corps et le donnent aux officiers qui doivent le préparer.

Dans la tête qui a été envoyée à M. de Caylus, le crâne était réellement percé par les narines, et le fond de l'orbite ouvert du côté droit. — Quant aux parfums, l'exception de l'encens ne se pratiquait apparemment que par respect pour la divinité. Il n'a vu sur aucune momie rien qui pût marquer la moindre couture; aussi n'était-elle pas nécessaire. L'extrême sécheresse de la peau et la solidité qu'elle acquérait par le bitume rendaient cette opération inutile.

Les Égyptiens employaient leur natrum comme nous employons la chaux, pour préparer les cuirs et les tanner. — Kommi, gomme arabique du Sénégal.

A l'égard des bandages, il y en avait de plusieurs façons, soit par la qualité des toiles, soit par la façon de les arranger, plus simple ou plus compliquée : il se trouvait quelquefois jusqu'à mille aunes de ces bandes étroites sur la même momie.

Diodore, après avoir parlé de ceux qui font l'incision, ajoute : Ceux qui salent viennent ensuite ; ce sont des officiers très-respectés dans l'Égypte ; ils ont commerce avec les prêtres, et l'entrée des lieux sacrés leur est ouverte, comme à des personnes qui sont elles-mêmes sacrées. Ils s'assemblent autour du mort qu'on vient d'ouvrir, et l'un d'eux introduit, par l'incision, sa main dans le corps, et en tire tous les viscères, excepté le cœur et les reins. Un autre, poursuit-il, les lave avec du vin de palmier et des liqueurs odoriférantes ; ils oignent ensuite le corps pendant plus de trente jours avec de la gomme de cèdre, de la myrrhe, du cinnamome et d'autres parfums, qui non-seulement contribuent à le conserver dans son entier pendant très-long-temps, mais qui lui font encore répandre une odeur très-suave. Ils rendent alors aux parents le corps revenu en sa première forme, de telle sorte que les poils même des sourcils et des paupières sont démêlés, et que le mort conserve l'air de son visage et le port de sa personne. Plusieurs Égyptiens, ayant gardé, par ce moyen, toute leur race dans des cabinets faits exprès, trouvent une consolation qu'on ne peut exprimer à voir leurs ancêtres dans la même figure et avec la même physionomie que s'ils étaient encore vivants.

A l'égard de ceux qui ont été pris par un crocodile ou qui se sont noyés dans le fleuve, auprès de quelque ville qu'ils soient jetés, ceux de la ville sont obligés de les embaumer, de les ajuster de la manière la plus magnifique et de les déposer dans les tombeaux sacrés. Il n'est permis à aucun, soit de leurs parents, soit de leurs amis, d'y toucher ; les seuls prêtres du Nil les embaument, comme des corps qui ont quelque chose au-dessus de l'humanité (Hérodote). Ces tombeaux sacrés sont-ils ceux du dieu Apis ? Y avait-il des lieux sacrés pour la sépulture, différents des puits et des pyramides ?...

Les dépenses et les soins pour l'embaumement des princes devaient être immenses, ainsi qu'on peut le conjecturer par le fait suivant. — Une portion de momie que l'on conserve dans le cabinet de Sainte-Geneviève mérite tous les éloges que l'on peut donner à une chose de ce genre. C'est le pied, la jambe et la cuisse d'un enfant de deux à trois ans. Le soin avec lequel on a travaillé cet embaumement a été senti par ceux qui en ont fait présent à ce cabinet ; car ils ont écrit sur la boîte qui renferme cette précieuse opération de l'art *Momie du petit prince de Memphis*. Cette dénomination n'a sans doute aucun autre fondement que la nature du travail et la différence sensible qui se remarque entre cette momie et les autres. La superficie de la chair est noire, et si lisse qu'on peut la comparer à un beau vernis de la Chine ; les chairs n'ont pas tout-à-fait conservé leur mollesse ; mais on distingue toutes les épaisseurs et tout le potelé qu'on voit dans les enfants, aussi bien que toutes les articulations et tous les petits plis des doigts. Les ongles sont parfaitement conservés et bien enchâssés ; ils n'ont ni couleur ni dorure ; ils paraîtraient avoir été dorés. Les bandelettes ne semblent pas avoir été imbues des mêmes bitumes que pour les autres momies. La couleur qu'elles ont acquise par des matières balsamiques, desséchées, comme on le peut croire, participe de celle de la cannelle, quoique l'odeur, qui est agréable, n'ait aucun rapport avec cet aromate.

Les bandelettes sont fines, déliées, proportionnées à la grandeur du corps qu'elles recouvrent; elles sont arrangées avec un soin extrême et répétées un très-grand nombre de fois. D'ailleurs l'os de la cuisse, dont il y a plus de quatre doigts de découvert, a souffert très-peu d'altération dans sa couleur; l'air seul aurait suffi pour lui donner celle qu'on y remarque. Rouelle, avec lequel M. de Caylus a visité cette momie, a remarqué, en perçant avec une épingle le dessous de ce petit pied, que la peau était comme un parchemin tendu et vide dessous. Tout cela prouve une préparation plus chère et plus recherchée, destinée pour les princes. On peut ajouter à cette conjecture, que les caisses de pierre de touche ou de basalte, dont l'ouvrage a constamment beaucoup coûté, à cause de la dureté, caisses si rares qu'on en compte à peine trois ou quatre, pourraient bien n'avoir été faites que pour des princes, et encore des plus éminents.

Nous n'avons pas hésité à faire rentrer dans ce travail les observations qui précèdent, parce qu'elles nous ont paru nécessaires pour rec-

tifier ou compléter les faits avancés par Hérodote, Diodore de Sicile, Plutarque, Porphyre
et plusieurs autres. Mais l'ensemble de ces matériaux avait besoin de nouvelles lumières, de
recherches sur les lieux. La commission scientifique d'Égypte en sentit le besoin : aussi plusieurs de ses membres s'appliquèrent-ils à étudier par eux-mêmes les pyramides et les souterrains, et l'un d'eux, M. Rouyer, dans son
mémoire sur les embaumements égyptiens,
nous en trace une histoire à peu près complète. Voici les détails les plus intéressants :

L'art des embaumements est totalement inconnu aujourd'hui dans les lieux où il a pris
naissance, et il reste enseveli dans le plus pro-
fond oubli, depuis que l'Égypte, qui fut long-
temps le séjour des sciences et de tous les arts,
a été envahie et successivement ravagée par des
peuples barbares, qui ont anéanti toutes ses
institutions politiques et religieuses.

Les historiens auxquels nous sommes rede-
vables de tout ce que l'on sait aujourd'hui des
merveilles anciennes de l'Égypte, et qui ont
écrit dans un temps où les Égyptiens conservaient encore quelques-uns de leurs usages,
pouvaient seuls nous transmettre le secret in-

génieux des embaumements ; mais leurs récits nous prouvent qu'ils n'en avaient eux-mêmes qu'une connaissance imparfaite.

Tous les auteurs anciens s'accordent à dire que les Égyptiens faisaient usage de divers aromates pour embaumer les morts ; qu'ils employaient pour les riches la myrrhe (résine d'une espèce de *mimosa*) , l'aloès (suc extracto-résineux de l'*aloë perfoliata*), la cannelle (écorce du *laurus cinnamomum*) , et le *cassia lignea* (écorce du *laurus cassia*) ; et pour les pauvres, le *cedria* (résine liquide du *pinus cedrus*), le bitume (*bitumen judaicum*, provenant de la Mer-Morte) , et le *natrum* (mélange de carbonate , de sulfate et de muriate de soude).

Quoique les récits d'Hérodote et de Diodore de Sicile sur les embaumements ne soient pas très-complets , et que quelques détails paraissent inexacts et peu vraisemblables, comme plusieurs savants français l'ont observé , pourtant, en plaçant dans un ordre convenable ce qu'Hérodote rapporte sur cet objet , on reconnaît bientôt qu'il a décrit en quelques lignes presque toute la théorie des embaumements. Les embaumeurs égyptiens savaient distinguer des autres viscères le foie , la rate et les reins,

auxquels ils ne devaient pas toucher ; ils avaient
trouvé le moyen de retirer la cervelle de l'intérieur du crâne sans le détruire; ils connaissaient l'action des alcalis sur la matière animale, puisque le temps que les corps devaient
rester en contact avec ces substances était
strictement limité; ils n'ignoraient pas la propriété qu'ont les baumes et les résines d'éloigner des cadavres les larves des insectes et les
mites; ils avaient aussi reconnu la nécessité
d'envelopper les corps desséchés et embaumés,
afin de les préserver de l'humidité, qui se serait opposée à leur conservation. Ces peuples
étaient parvenus à établir des règles invariables
et une méthode certaine pour procéder aux
embaumements. On remarque, en effet, que
le travail de ceux qui étaient chargés d'embaumer les morts consistait en deux principales
opérations bien raisonnées : la première, de
soustraire de l'intérieur des cadavres tout ce
qui pouvait devenir une cause de corruption
pendant le temps destiné à les dessécher; la
seconde, d'éloigner de ces corps tout ce qui
aurait pu par la suite en causer la destruction.

Les résines odorantes et le bitume non-seulement préservaient de la corruption, mais

encore éloignaient les vers et les nécrophores qui dévorent les cadavres. — Les embaumeurs, après avoir lavé les cadavres avec cette liqueur vineuse et balsamique qu'Hérodote et Diodore appellent vin de palmier, et les avoir remplis de résines odorantes ou de bitumes, les plaçaient dans des étuves, où, à l'aide d'une chaleur convenable, ces substances résineuses s'unissaient intimement aux corps, et ceux-ci arrivaient en peu de temps à cet état de dessiccation parfaite dans lequel on les trouve aujourd'hui. Cette opération, dont aucun historien n'a parlé, était sans doute la principale et la plus importante de l'embaumement.

Les Arabes ont saccagé les grottes les plus apparentes et les pyramides. Aussi, pour trouver des momies, faut-il pénétrer dans le sein des montagnes et descendre dans ces vastes et profondes excavations où l'on n'arrive que par de longs canaux, dont quelques-uns sont encombrés. Là, dans des chambres ou des espèces de puits carrés taillés dans le roc, on trouve des milliers de momies entassées les unes sur les autres, qui paraissent avoir été arrangées avec une certaine symétrie, quoique plusieurs se trouvent aujourd'hui déplacées et brisées.

Auprès de ces puits profonds qui servaient de sépulture commune à plusieurs familles, on rencontre aussi d'autres chambres moins grandes et quelques cavités étroites, en forme de niche, qui étaient destinées à contenir une seule momie ou deux au plus. Les grottes de la Thébaïde renferment un grand nombre de momies mieux conservées que celles qu'on trouve dans les caveaux et les puits de Saqqârah. C'est surtout auprès des ruines de Thèbes, dans l'intérieur de la montagne qui s'étend depuis l'entrée de la vallée des tombeaux des rois jusqu'à Medynet-Abou, que j'ai vu beaucoup de momies entières et bien conservées.

Il me serait impossible d'estimer le nombre prodigieux de celles que j'ai trouvées éparses et entassées dans les chambres sépulcrales et dans la multitude des caveaux qui sont dans l'intérieur de cette montagne. J'en ai développé et examiné un grand nombre, autant pour m'assurer de leur état et pour reconnaître leur préparation, que dans l'espérance d'y trouver des idoles, des *papyrus* et d'autres objets curieux que la plupart de ces momies renferment sous leur enveloppe. — Je n'ai point remar-

qué qu'il y eût, comme le dit Maillet , des caveaux spécialement destinés à la sépulture des
hommes , des femmes et des enfants ; mais j'ai
été surpris de trouver peu de momies d'enfants dans les tombeaux que j'ai visités. Ces
cadavres embaumés, parmi lesquels on rencontre un nombre à peu près égal d'hommes et de
femmes, et qui, au premier aspect, paraissent se ressembler et avoir été préparés de
la même manière, diffèrent cependant par les
diverses substances qui ont été employées à
leur embaumement, ou par l'arrangement ou
par la qualité des toiles qui leur servent d'enveloppe.

Le comte de Caylus et le célèbre chimiste
Rouelle ont prétendu que toutes les toiles qui
enveloppaient les momies étaient de coton ;
j'en ai trouvé un grand nombre qui étaient
enveloppées avec des bandes de toile de lin,
d'un tissu beaucoup plus fin que celui des toiles de coton que l'on trouve ordinairement
autour des momies préparées avec moins de
soin. Les momies d'oiseaux, particulièrement
celles des ibis, sont aussi enveloppées avec des
bandes de toile de lin. En examinant en détail
et avec attention quelques-unes des momies

qui se trouvent dans les tombeaux, j'en ai reconnu de deux classes principales : celles auxquelles on a fait, sur le côté gauche, au-dessus de l'aîne, une incision de deux pouces et demi environ, qui pénètre jusque dans la cavité du bas-ventre; et celles qui n'ont point d'ouverture sur le côté gauche ni sur aucune autre partie du corps. Dans l'une et dans l'autre classe, on trouve plusieurs momies qui ont les parois du nez déchirées et l'os ethmoïde entièrement brisé; mais quelques-unes de la dernière classe ont les cornets du nez intacts et l'os éthmoïde entier; ce qui pourrait faire croire que quelquefois les embaumeurs ne touchaient pas au cerveau. L'ouverture qui se trouve sur le côté de plusieurs momies se faisait sans doute dans tous les embaumements recherchés, non-seulement pour retirer les intestins, qu'on ne trouve dans aucun de ces cadavres desséchés, mais encore pour mieux nettoyer la cavité du bas-ventre et pour la remplir d'une plus grande quantité de substances aromatiques et résineuses, dont le volume contribuait à conserver les corps, en même temps que l'odeur forte des résines en écartait les insectes et les vers. Cette ouverture ne m'a point paru recousue, comme le dit Hérodote; le bords avaient seulement été rapprochés, et se maintenaient ainsi par la dessiccation.

1°. Parmi les momies qui ont une incision sur le côté gauche, je distingue celles qui ont été desséchées par le moyen des substances tanno-balsamiques, et celles qui ont été salées. Les momies qui ont été desséchées à l'aide de substances balsamiques et astringentes sont remplies comme d'un mélange de résines aromatiques, et les autres d'asphalte ou bitume pur.

Les momies remplies de résine aromatique sont d'une couleur olivâtre; la peau est sèche, flexible, semblable à un cuir tanné; elle est un peu retirée sur elle-même, et ne paraît former qu'un seul corps avec les fibres et les os; les traits du visage sont reconnaissables, et semblent être les mêmes que dans l'état de vie; le ventre et la poitrine sont remplis d'un mélange de résines friables, en partie solubles dans l'esprit-de-vin : ces résines n'ont aucune odeur particulière capable de les faire reconnaître; mais, jetées sur des charbons ardents, elles répandent une fumée épaisse et une odeur fortement aromatique. Ces momies sont très-sèches, faciles à développer et à rompre ; elles conservent encore toutes leurs dents, leur scheveux et les poils des sourcils. Quelques-unes ont été dorées sur toute la surface du corps, d'autres ne sont dorées que sur le visage, sur les parties naturelles, sur les mains et sur les pieds. Ces dorures sont communes à un assez grand nombre de momies, pour m'empêcher de partager l'opinion de quelques voyageurs, qui ont pensé qu'elles décoraient seulement le corps des princes ou des personnes d'un rang très-distingué.

Ces momies, qui ont été préparées avec beaucoup de soin, sont inaltérables tant qu'on les conserve dans un lieu sec ; mais, développées et exposées à l'air, elles attirent promptement l'humidité, et au bout de quelques jours elles répandent une odeur désagréable.

Les momies remplies de bitume pur ont une couleur noirâtre ; la peau est dure, luisante, comme si elle avait été couverte d'un vernis ; les traits du visage ne sont point altérés ; le ventre, la poitrine et la tête sont remplis d'une substance résineuse, noire, dure, ayant peu d'odeur. Cette matière, que j'ai retirée de l'intérieur de plusieurs momies, m'a présenté les mêmes

caractères physiques et a donné à l'analyse
chimique les mêmes résultats que le bitume
de Judée qui se trouve dans le commerce. Ces
sortes de momies, qu'on rencontre assez communément dans tous les caveaux, sont sèches,
pesantes, sans odeur, difficiles à développer et
à rompre. Presque toutes ont le visage, les parties naturelles, les mains et les pieds dorés ;
elles paraissent avoir été préparées avec beaucoup de soin; elles sont très-peu susceptibles
de s'altérer et n'attirent point l'humidité de
l'air. Les momies ayant une incision sur le côté
gauche, et qui ont été salées, sont également
remplies, les unes de substances résineuses et
les autres d'asphalte. Ces deux sortes diffèrent
peu des précédentes : la peau a aussi une couleur noirâtre, mais elle est dure, lisse et tendue comme du parchemin; il se trouve un vide
au-dessous, elle n'est point collée sur les os;
les résines et le bitume qui ont été injectés
dans le ventre et dans la poitrine sont moins
friables et ne conservent aucune odeur; les
traits du visage sont un peu altérés; on ne trouve
que très-peu de cheveux, qui tombent lorsqu'on
les touche. Ces deux sortes de momies se trouvent en très-grand nombre dans tous les ca-

veaux : lorsqu'elles sont développées, si on les expose à l'air, elles en absorbent l'humidité, et elles se couvrent d'une légère efflorescence saline que j'ai reconnue pour être du sulfate de soude.

2°. Parmi les momies qui n'ont point d'incision sur le côté gauche, ni sur aucune autre partie du corps, et dont on a retiré les intestins par le fondement, j'en distingue aussi deux sortes : celles qui ont été salées, ensuite remplies de cette matière bitumineuse moins pure que les naturalistes et les historiens appellent *pisasphalte*, et celles qui ont été seulement salées.

Les injections avec le *cédria* ou le surmaïa pour dissoudre les intestins, selon Hérodote, ne pouvaient atteindre ce but ; il est beaucoup plus naturel de croire que ces injections étaient composées d'une solution de natrum rendue caustique, qui dissolvait les viscères ; et qu'après avoir fait sortir les matières contenues dans les intestins, les embaumeurs remplissaient le ventre de cédria ou d'une autre résine liquide qui se desséchait avec le corps.

Les momies salées qui sont remplies de pisasphalte ne conservent plus aucun trait reconnaissable: non-seulement toutes les cavités du corps ont été remplies de ce bitume, mais la surface en est aussi couverte. Cette matière a tellement pénétré la peau, les muscles et les os, qu'elle ne forme avec eux qu'une seule et même masse.

En examinant ces momies, on est porté à croire que la matière bitumineuse a été injectée très-chaude, et que les cadavres ont été plongés dans une chaudière contenant ce bitume en liquéfaction. Ces sortes de momies, les plus communes et les plus nombreuses de toutes celles qu'on rencontre dans les caveaux, sont noires, dures, pesantes, d'une odeur pénétrante et désagréable; elles sont très-difficiles à rompre; elles n'ont plus ni cheveux ni sourcils, on n'y trouve aucune dorure. Quelques-unes seulement ont la paume des mains, la plante des pieds, les ongles des doigts et des orteils teints en rouge, de cette même couleur dont les naturels de l'Égypte se teignent encore aujourd'hui la paume des mains et la plante des pieds (le henné, *lawsonia inermis*). La matière bitumineuse que j'en ai retirée est grasse au toucher, moins noire et moins cassante que l'asphalte; elle laisse à tout ce qu'elle touche une odeur forte et pénétrante ; elle ne se dissout qu'imparfaitement dans l'alcool ; jetée sur des charbons ardents , elle répand une fumée épaisse et une odeur désagréable ; distillée, elle donne une huile abondante, grasse, d'une couleur brune et d'une odeur fétide. Ce sont ces espèces de momies que les Arabes et les habitants des lieux voisins de la plaine de Saqqârah vendaient autrefois aux Européens, et qui étaient envoyées dans le commerce pour l'usage de la médecine et de la peinture, ou comme objet d'antiquité ; on les choisissait parmi celles qui étaient remplies de bitume de Judée, puisque c'est à cette matière, qui avait long-temps séjourné dans les cadavres, qu'on attribuait autrefois des propriétés médicinales si merveilleuses ; cette substance, qui était nommée *baume de momie*, a été ensuite très-recherchée pour la peinture : c'est pour cela que l'on n'a connu d'abord en France que l'espèce de momie qui renfermait du bitume. Elles sont très-peu susceptibles de s'altérer ; exposées à l'humidité, elles se couvrent d'une légère efflorescence saline à base de soude. Les momies qui n'ont été que salées et desséchées sont généralement plus mal conservées que celles dans lesquelles on trouve des résines et du bitume.

On remarque plusieurs variétés dans cette dernière sorte de momies ; mais il paraît qu'elles proviennent du peu de soin et de la négligence que les embaumeurs mettaient dans leur préparation. Les unes, encore entières, ont la peau sèche, blanche, lisse et tendue comme du parchemin ; elles sont légères, sans odeur et faciles à rompre ; les autres ont la peau également blanche, mais un peu souple ; ayant été moins desséchées, elles ont passé à l'état de gras. On trouve encore dans ces momies des morceaux de cette matière grasse, jaunâtre, que les naturalistes ont appelée adipo-cire. Les traits du visage sont entièrement détruits, les sourcils et les cheveux sont tombés : les os se détachent de leurs ligaments sans aucun effort, ils sont blancs et aussi nets que ceux des squelettes préparés pour l'étude de l'ostéologie ; les toiles qui les enveloppent se déchirent et tombent en lambeaux lorsqu'on les touche. Ces sortes de momies, qu'on trouve ordinairement dans des caveaux particuliers, contiennent une assez grande quantité de substance saline, que j'ai reconnue pour être presqu'en totalité du sulfate de soude. Les diverses espèces de momies dont je viens de parler sont emmaillottées avec un art qu'il serait difficile d'imiter. De nombreuses bandes de toile, de plusieurs mètres de long, composent leur enveloppe; elles sont appliquées les unes sur les autres, au nombre de quinze ou vingt d'épaisseur, et font ainsi plusieurs circonvolutions, d'abord autour de chaque membre, ensuite autour du corps entier; elles sont serrées et entrelacées avec tant d'adresse et si à propos, qu'il paraît qu'on a cherché, par ce moyen, à rendre à ces cadavres, considérablement diminués par la dessiccation, leur première forme et leur grosseur naturelle.

On trouve toutes les momies enveloppées à peu près de la même manière; il n'y a de différence que dans le nombre des bandes qui les entourent et dans la qualité des toiles, dont le tissu est plus ou moins fin, selon que l'embaumement était plus ou moins précieux. Le corps embaumé est d'abord couvert d'une chemise étroite, lacée sur le dos et serrée sous la gorge; sur quelques-uns, au lieu d'une chemise, on ne trouve qu'une large bande qui enveloppe tout le corps. La tête est couverte d'un morceau de toile carrée, d'un tissu très-

fin , dont le centre forme sur la figure une espèce de masque ; on en trouve quelquefois
cinq à six ainsi appliqués l'un sur l'autre ; le
dernier est ordinairement peint ou doré, et
représente la figure de la personne embaumée.
Chaque partie du corps est enveloppée séparément par plusieurs bandelettes imprégnées de
résine. Les jambes approchées l'une de l'autre,
et les bras croisés sur la poitrine, sont fixés,
dans cet état, par d'autres bandes qui enveloppent le corps entier. Ces dernières, ordinairement chargées de figures hiéroglyphiques,
et fixées par de longues bandelettes qui se
croisent avec beaucoup d'art et de symétrie,
terminent l'enveloppe.

Immédiatement après les premières bandes,
on trouve diverses idoles en or, en bronze, en
terre cuite vernissée, en bois doré ou peint ;
des rouleaux de papyrus écrits, et beaucoup
d'autres objets qui n'ont aucun rapport à la
religion de ces peuples, mais qui paraissent
être seulement des souvenirs de ce qui leur
avait été cher pendant la vie.—C'est dans une
de ces momies placée au fond d'un caveau de
l'intérieur de la montagne (derrière le *Memno-
nium*, temple de la plaine de Thèbes) que j'ai

trouvé un papyrus volumineux, qui se voit gravé dans l'ouvrage (*Voy.* les planches 61 , 62 ,
63, 64 et 65 du 2ᵐᵉ volume des planches d'antiquités, et la description des Hypogées de la
ville de Thèbes). —Ce papyrus était roulé sur
lui-même, et avait été placé entre les cuisses
de la momie, immédiatement après les premières bandes de toile ; cette momie d'homme,
dont le tronc avait été brisé, ne m'a point paru
avoir été embaumée d'une manière très-recherchée : elle était enveloppée d'une toile assez
commune, et avait été remplie d'asphalte ; elle
n'avait de doré que les ongles des orteils.

Presque toutes les momies qui se trouvent
dans ces chambres souterraines, où l'on peut
encore pénétrer, sont ainsi enveloppées de
bandes de toile avec un masque peint sur le
visage. Il est rare d'en trouver qui soient enfermées dans leurs caisses, dont il ne reste plus
aujourd'hui que quelques débris. Ces caisses,
qui ne servaient sans doute que pour les riches
et pour les personnes de haute distinction,
étaient doubles ; celle dans laquelle on déposait les momies était faite d'une espèce de carton composé de plusieurs morceaux de toile
collés les uns sur les autres ; cette caisse était

ensuite enfermée dans une seconde, construite en bois de sycomore ou de cèdre. »

Il résulte, si nous ne nous abusons, du rapprochement de tant d'observations faites avec soin, une conséquence à laquelle ne nous auraient pas conduits les plus longs raisonnements : les embaumements simples ont pu être pratiqués chez les Égyptiens dès les premiers temps de leur civilisation, sans une connaissance bien exacte des lois de conservation des matières animales, et avant que les autres arts fussent très-avancés. Une description de la plaine des momies par M. de Maillet donnera à cette opinion, déjà si solidement assise, la valeur d'une vérité démontrée.

« Vis-à-vis ce bourg de Manof, en tirant vers l'ouest, est située la plaine des momies, joignant par son nord aux pyramides méridionales, qui sont une suite du cimetière que les habitants de Memphis avaient de ce côté-là ; plaine fameuse par le grand nombre des momies qu'on a tirées dans ces derniers temps des caveaux souterrains qu'elle contient sous ses sables, et par le nombre encore plus grand de ces corps embaumés qu'elle renferme. Cette

plaine est ronde et plate, et peut avoir quatre
grandes lieues de largeur ou de diamètre; en
sorte qu'on peut assurer qu'elle a plus de douze
lieues de tour. Son fond est un rocher très-
plat, qui autrefois a été couvert par les eaux
de la mer, et qui se trouve caché aujourd'hui
sous cinq à six pieds de sable. C'est dans ce
rocher que ceux qui n'avaient pas le moyen de
faire bâtir des pyramides pour enfermer leurs
corps après leur mort et s'assurer par là un repos dont nous savons que les anciens Égyptiens
faisaient un si grand cas, trouvaient un art
moins onéreux de se faire des asiles, qu'ils se
persuadaient pouvoir être à l'abri de la fureur
et de l'impiété des hommes, et devoir assurer
le retour de leurs âmes dans ces mêmes corps,
au cas que leurs tombeaux ne fussent pas vio-
lés. Dans cette vue, ils choisissaient d'abord
un endroit de cette plaine, d'où il fallait
commencer par lever sept à huit pieds de
sable mouvant. Après avoir vidé un espace cir-
conscrit, et l'avoir parfaitement nettoyé, on
commençait à creuser le rocher par un trou
d'un pied et demi ou tout au plus de deux
pieds de diamètre; et lorsqu'on était parvenu

à la profondeur d'environ cinq à six pieds, on
travaillait à élargir le trou et à pratiquer une
chambre dans la pierre. C'était par ce trou
qu'on descendait les corps qui devaient être
déposés dans ces tombeaux ; après quoi, on
refermait l'ouverture par une pierre si juste
qu'elle ne laissait aucun jour, ni vide par où le
sable pût s'insinuer.

» Dans ces chambres creusées dans le roc, et
d'une étendue assez considérable, on avait mé-
nagé plusieurs niches dans lesquelles étaient
placés les corps des maîtres de la famille à laquelle ces sépultures étaient destinées. Ces niches ne sont point pratiquées en longueur,
mais en hauteur. Ainsi les corps y étaient debout dans les caisses où on les avait enfermés, et d'où, dans ces derniers temps, on en a
tiré un si grand nombre. Ces caisses sont de
bois de sycomore, qui ne se corrompt jamais,
et ne sont composées que de deux pièces. La
première, dans laquelle le corps se trouve renfermé, est très-profonde, et creusée avec beaucoup de travail ; la seconde sert de couver-
ture, et est parfaitement juste au cercueil.
On a trouvé quelques-unes de ces caisses avec
des yeux de verre, par où, sans les ouvrir,

on pouvait voir le corps de la momie qui y
était renfermée. On en a rencontré d'autres
qui étaient doubles, c'est-à-dire où une caisse
se trouvait renfermée dans une autre; ce qui
fait juger que la première contenait sans doute
le corps de quelque personne de distinction.
Pourtant il est très-rare qu'on ait eu jamais le
corps propre d'une belle caisse, parce que les
Arabes qui les découvrent ne manquent jamais de mettre en pièces ces sortes de corps,
dans l'espérance d'y trouver quelque petite idole
d'or, ce qui, en effet, leur arrive assez souvent Ils remettent ensuite à leur place le corps
d'une caisse commune, où se trouvent rarement des idoles de quelque valeur. Il y a quelque temps que le maître de *Sacara*, village
voisin de la plaine des momies, fit travailler à
l'ouverture de quelques-unes de ces sépultures
souterraines, et comme il est fort de mes amis,
il me communiqua diverses curiosités, grand
nombre de momies, de figures de bois et d'inscriptions en caractères hiéroglyphiques et inconnus, qu'on y avait trouvées.

» Dans une de ces chambres on trouva, par
exemple, la caisse et la momie d'une femme
au-devant de laquelle était une figure de bois

représentant un jeune garçon à genoux, portant un doigt sur sa bouche et tenant de l'autre main une espèce de réchaud posé sur sa
tête et dans lequel il y avait sans doute du par-
fum. Ce jeune homme portait sur l'estomac
quelques caractères hiéroglyphiques; on le mit
en pièces pour voir s'il n'y aurait point de l'or
renfermé dans cette figure. On trouva dans la
momie, que l'on ouvrit par la même raison, un
petit vase de la longueur d'un pied rempli de
ce même baume dont on se servait pour préserver les corps de la corruption. Je fis rompre
une autre momie de femme, dont le sieur Ba-
garry m'avait fait présent. L'ouverture s'en fit
dans la maison des Pères capucins de cette
ville; et on eut l'imprudence de couper les
bandelettes avec des ciseaux; ces bandes, très-
longues et d'une largeur assez considérable,
étaient non-seulement chargées d'un bout à
l'autre de figures hiéroglyphiques; on décou-
vrait encore au-dessous certains caractères inconnus, tracés de droite à gauche et formant
des espèces de vers. En effet, on remarquait la
même terminaison en plusieurs petites lignes
qui se suivaient. Ils contenaient sans doute
l'éloge de cette personne, écrit dans la langue

qui de son temps était en usage en Égypte. Quoi qu'il en soit, ces bandes mises en pièces furent pillées sur-le-champ par quelques marchands, qui étaient présents avec moi à l'ouverture que je fis faire de cette momie; il ne m'en resta qu'une très-petite partie, que j'ai depuis envoyée en France : aucun savant n'en a pu rien déchiffrer. Cette momie tenait la main droite appliquée sur son estomac, et sous cette main on trouva des cordes d'instrument parfaitement conservées : de là je jugeai que c'était le corps d'une personne qui avait coutume de jouer de quelque instrument, ou qui du moins avait été adonnée à la musique. Je suis persuadé que si l'on examinait de même avec soin chaque momie, on y rencontrerait également quelque signe de cette nature.

» J'ai fait une autre observation, qui ne me semble ni moins utile ni moins curieuse : c'est que dans ces momies tous les visages sont différents; les uns marquent plus de jeunesse, les autr es plus d beauté. Ceux qui ont vu des momies entières savent qu'elles ont toutes un masque doré, composé de plusieurs doubles de toile de soie qui font un espèce de carton fort solide. J'ai jugé de cette diversité que les mas-

ques ou cartons chargés de caractères hiéroglyphiques, qui marquent sans doute l'âge, les
actions, les mœurs et la condition de la personne, la représentaient de même au naturel, soit
que dès son vivant on eût eu soin de tirer ce
modèle, soit que l'on ne l'eût pris seulement
qu'après la mort en appliquant ces toiles sur
son visage, à peu près comme on tire encore
aujourd'hui la ressemblance d'un homme mort
du plâtre ou de la cire. Par là, non-seulement on conservait les corps d'une famille
entière, mais en descendant dans ces lieux
souterrains, où ils étaient déposés, on pouvait
se représenter en un instant tous ses ancêtres
depuis un millier d'années, tels à peu près
qu'ils étaient de leur vivant. Rien n'était plus
capable de rappeler vivement le souvenir de
leurs vertus, de conserver leur mémoire et
leur amour dans le cœur de leur postérité.

» Non contents de conserver par ces moyens le
souvenir de leurs princes et de leurs parents,
les Égyptiens déposaient encore leur figure en
marbre auprès de leur momie. J'ai une preuve
certaine de ce que j'avance dans une antique des
plus curieuses dont j'ai fait l'acquisition dans
ce pays. C'est une figure en trois pièces, re-

présentant une femme. La tête et les pieds sont de pierre de touche noire; le corps est en gaine et fait de marbre vert antique rayé de blanc. Ces trois pièces réunies forment une figure haute de cinq pieds cinq pouces. Elle est fort entière et d'une beauté achevée. Le prêtre qui me la vendit à grand peine et assez cher me jura sur l'Évangile que cette figure avait été trouvée dans une pyramide, il y a sept à huit cents ans.

» On trouve dans quelques-unes de ces chambres dont je parle plusieurs niches, les unes grandes, les autres petites; souvent aussi l'on passe d'une chambre dans une autre, d'une seconde dans une troisième, et quelquefois même dans une quatrième; mais il ne faut pas s'imaginer que les corps déposés dans ces sombres appartements fussent tous enfermés dans des caisses et placés dans des niches. La plupart étaient simplement embaumés et emmaillottés, comme chacun sait; après quoi, on se contentait de les arranger ainsi sans façon les uns auprès des autres; quelques-uns même étaient déposés dans ces tombeaux sans être embaumés, ou l'étaient si légèrement qu'il n'en reste aujourd'hui que les os parmi les linges qui les enveloppaient et qui se trouvent à moitié pourris. C'est de là qu'on voit dans quelques-unes de ces chambres des tas d'os mêlés de ces sortes de linges, qu'on y a laissés, après en avoir enlevé les corps, qui s'étaient conservés entiers, pour leur faire traverser la mer. Il est probable que chaque famille un peu considérable avait pour elle seule une de ces sépultures; que les niches étaient destinées à recevoir les corps des chefs de la famille, et que ceux des domestiques et des esclaves y étaient placés simplement par terre, après avoir été embaumés, ou même sans l'avoir été. C'était là aussi sans doute ce qui se pratiquait à l'égard des chefs mêmes de famille, dans les maisons les moins distinguées. On a même découvert, depuis peu, dans cette plaine des Momies, une manière jusqu'ici inconnue d'ensevelir les corps. A l'extrémité de cette vaste campagne et vers les montagnes qui la bornent au couchant, on a trouvé des lits de charbon, sur lesquels sont couchés des corps emmaillottés seulement de quelques langes et couverts d'une natte sur laquelle règnent des sables de sept à huit pieds de hauteur. Cependant on doit observer que ces corps, quoiqu'ils ne fussent point embaumés, ou ne le fussent que légèrement, de même que ceux qu'on avait négligé de renfermer dans des caisses, n'en étaient pas moins à l'abri de la corruption. »

Lorsque je considère avec quelle facilité les Égyptiens pouvaient conserver leurs morts, j'ai peine à comprendre ce passage d'un auteur d'ailleurs si ingénieux : « Une industrie si composée ne se présente pas tout d'abord au génie des peuples. Comme tous les peuples du monde, celui-ci n'a pu se livrer aux arts proprement dits qu'après avoir assuré sa subsistance par la culture. Reprenez tous ces arts, rangez-les dans l'ordre où ils ont dû naître, et cherchez l'époque précise où ils sont nés en effet : vous ne la trouverez pas. L'histoire est muette sur ce point ; et quelque téméraire qu'il soit de suppléer à son silence, il est visible, néanmoins, que l'art d'embaumer les corps, très-ancien pour nous, était très-nouveau pour l'Égypte, et peut-être postérieur à tous les autres. » Je ne prétends pas que cette manière de rebâtir l'histoire avec des vues *à priori* et des conjectures soit de beaucoup moins positive que la méthode des historiens, qui la font souvent avec des mensonges avérés ; mais ni l'une ni l'autre, assurément, n'ont une grande valeur.

Les faits nombreux que nous avons accumulés dans ce chapitre nous paraissent plus propres à préciser toutes les questions relatives aux embaumements que des discussions longues et des raisonnements à perte de vue. Par eux il reste prouvé que des corps placés au sein de la terre, recouverts seulement de quelques pieds de sable, se sont conservés pendant des siècles; que d'autres, à peine embaumés, ont été retrouvés intacts : que devient, après cela, la nécessité d'arts avancés et d'une industrie perfectionnée, quand, d'autre part, nous voyons des peuples parvenus à un haut degré de civilisation, avec une masse immense de connaissances de toute espèce, mais dans d'autres conditions géologiques et atmosphériques, ne nous transmettre, quoique plus rapprochés de nous, qu'un peu de poussière dans les sépultures les plus somptueuses?

Le coup d'œil que nous jetons sur l'ensemble des faits qui nous sont soumis nous mène à des conclusions toutes différentes de celles qui précèdent, et nous disons : 1° de tous les arts, celui des embaumements a dû se présenter le plus facilement à l'esprit des Guanches, des

Égyptiens et de tous les peuples placés dans des conditions géologiques et atmosphériques analogues; 2° pour aucun, la nature n'offrait des enseignements plus positifs et un secours plus efficace; 3° les Égyptiens ont pu embaumer, dès les premiers temps de leur civilisation, avant qu'aucun art fût très-avancé : quatre ou cinq espèces de leurs momies en offrent des milliers de preuves; 4° les arts de confectionner et de tendre des tissus, de fondre, de façonner, de colorer le verre et les métaux; l'art si délicat de graver les pierres fines, l'art de travailler le bois, de le peindre, de le décorer, de lui donner tout l'éclat de l'or, des vernis, des émaux; l'art de préparer les parfums et de faire pénétrer jusque dans les chairs les poudres, les essences et les résines odorantes, tous ces arts sont venus, selon leur rang de développement, compliquer et perfectionner l'art de faire des momies, si simple à son début; 5° transporté dans les pays où les conditions extérieures étaient différentes, cet art a été sans efficacité, et n'a presque jamais atteint son but; nous en aurons des preuves dans le chapitre qui suit.

CHAPITRE V.

DES EMBAUMEMENTS DEPUIS LES ÉGYPTIENS JUSQU'A NOS JOURS.

Ici les faits nous manquent presque entièrement, et l'histoire de l'art que nous étudions ne peut être poursuivie que dans les récits des historiens; nous n'avons plus, pour contrôle de leur véracité, ces monuments que l'Égypte nous offre en si grand nombre. Chez les Juifs, les Grecs, les Romains et tous les peuples modernes, nous voyons accorder les honneurs de l'embaumement aux rois, aux princes et aux hommes de haute distinction; mais aucune tombe ouverte n'a rendu une seule de ces momies que nous admirons chez les Égyptiens; et si quelques exemples rares et éloignés de nous nous transmettent l'observation d'une conservation durable, les détails merveilleux et extra-

ordinaires qui l'accompagnent nous font douter
du fait même.

Ainsi, au dire de Gabriel Clauder, on voyait,
du temps de saint Augustin, le corps d'Alexandre avec celui de Ptolémée; leur tombeau a été
visité pendant plusieurs siècles, et l'on a pu remarquer la peau conservée avec les membres.
Mais, ajoute-t-on, tous les corps ne ressemblent
pas à celui d'Alexandre-le-Grand, qui était
pendant sa vie, au rapport de Plutarque et de
Quinte-Curce, d'une composition si rare et si
admirable, que sa peau, sa bouche et toute sa
personne rendaient une odeur très-agréable et
parfumaient ses habits. On dit que son cadavre,
par la négligence de ses amis et de ses capitai-
nes, resta plusieurs jours sans être embaumé,
et que cependant, lorsqu'on vint à le visiter, il fut trouvé sain, sans aucune tache, et
même ayant le teint aussi frais et aussi vermeil
que s'il eût été vivant, quoiqu'il fût mort d'une
fièvre continue : c'est au point que les Égyptiens et les Chaldéens, qui avaient charge de
l'embaumer à leur façon, n'osèrent d'abord en
approcher, croyant qu'il n'était pas mort.

De telles merveilles ne sont pas assez en har-
monie avec la marche rigoureuse que nous

avons suivie jusqu'ici pour que nous pensions sérieusement à les mettre en discussion ; nous nous bornerons à reproduire le dire de chacun, jusqu'aux temps modernes, où les faits bien constatés offriront une ample matière aux réflexions.

Le peuple juif, qui témoigna, comme les autres, son respect pour les morts, n'admit jamais comme usage le soin d'embaumer les corps. Ainsi, Abraham achète le champ où Sara est inhumée ; Joseph fait embaumer magnifiquement le corps de son père ; Moïse emporte seulement les ossements de Joseph ; David loue les peuples de Galaad d'avoir enterré avec pompe Saül et ses enfants, etc. Dans la plupart de ces exemples, il n'est fait aucune mention d'embaumement ; pourtant le corps de Jésus-Christ fut embaumé. Voici la méthode à peu près : chaque sexe prenait soin de ses morts ; on fermait d'abord la bouche et les yeux de la personne expirée, ensuite on la rasait, on la lavait et on la frottait de parfums ; on la liait avec des bandes pour l'ensevelir dans plusieurs draps de toile ou de laine très-fines, et enfin on la mettait dans le sépulcre. Cornélius Jansénius pense que la myrrhe et l'aloès qu'on y employait

avaient la vertu de résister puissamment à la
pourriture. Il est inutile de dire que cette opinion est sans fondement ; que la grande quantité d'aromates qui se consommaient était plutôt
pour la pompe que pour conserver long-temps
le sujet. Ils ne prenaient aucun soin du desdé-
chement des corps ; ils ne les débarrassaient pas
de leurs entrailles, et, malgré toutes ces drogues odoriférantes, dit avec raison Pénicher, la
pourriture devait bientôt s'y développer, comme
il parut au corps de Lazare quand il ressuscita.

Les Perses ne se proposaient probablement
non plus, dans leurs embaumements, qu'une
conservation très-limitée ; le passage que nous
en avons cité au premier chapitre en offre la
preuve. En outre, cette coutume ne présente
chez eux aucun caractère de généralité. Cyrus,
roi des Perses, dit à ses enfants : « Quand j'aurai
cessé de vivre, ne mettez mon corps ni dans
l'or, ni dans l'argent, ni en aucun autre cercueil, mais rendez-le incontinent à la terre ; car
que peut-il avoir de plus heureux et de plus
désirable que de retourner à celle qui produit
et qui entretient les plus excellentes choses ? »
On voit que Cyrus, dans la défense qu'il fait de
prendre soin de son corps, ne parle point de

l'embaumement, qui, de tous les moyens, aurait été le plus efficace pour l'empêcher de rendre ses éléments à la mère commune. Les Grecs et les Romains, chez qui nous avons signalé quelques exemples d'embaumements, les pratiquaient d'une manière grossière et imparfaite. L'examen de leur méthode serait ici sans intérêt.

Pour retrouver quelques traces de cet art, il faut venir jusqu'à de Bils, Ruysch, Swammerdam, Clauderus, etc. On nous vante seulement leurs étonnants succès, sans nous donner les moyens d'étudier leurs méthodes. Ce que nous en savons suffit seulement pour nous faire douter, comme nous l'avons vu, de la perfection de leurs procédés. De Bils, dont nous n'avons pas encore parlé, avait un cabinet qui faisait l'admiration des visiteurs; mais il ne disait pas son secret, et même, dans les salles où il conservait ses pièces anatomiques, il répandait une odeur de substances aromatiques pour tromper les observateurs. Clauderus, qui se douta de la supercherie, appliqua son doigt mouillé sur l'un des cadavres, et, l'ayant porté à sa bouche, il reconnut la saveur des sels. Il partit de ce fait pour tenter de nombreuses recherches, et parvint à former différents composés dont on exagéra sans doute la puissance conservatrice : nous en verrons plus loin l'analyse.

De Rasière, écuyer, sieur Désenclosses, publia, en 1727, une description d'un cabinet dans lequel il conservait une centaine de sujets ; l'extrait suivant de sa brochure présente plusieurs descriptions de sujets savamment préparés ; elle est précédée d'une gravure qui représente le cabinet dont elle donne l'explication.

Extrait de la description du cabinet anatomique de
    M. DE RASIÈRE, *écuyer, sieur Désenclosses,*
    1727.

Ce cabinet est de 80 pieds de long sur 16 de large ; les vitres en sont doubles et exposées au midi, bien plafonné et planchéyé ; ce qui le rend très-propre à y conserver cette quantité de pièces curieuses qui y sont renfermées, et qui sont au nombre de plus de 100, travaillées différemment, et arrangées de manière que les hommes parfaits sont placés dans les loges in-

férieures , et les enfants dans les supérieures.
Toutes les pièces en chair sont renfermées
dans des caisses vitrées, et les squelettes, dans
des niches couvertes d'un rideau. Le tout tellement disposé que les squelettes et les pièces en
chair sont rangés alternativement. On y voit
encore des carcasses d'hommes parfaits arrangées de manière que la tête qui se trouve située
sur les gros os, paraît sous les vertèbres qui lui
servent de couronne, avec les côtes suspendues
au-dessus. Cet ordre , joint à quantité de peintures et de dorures qui embellissent les caisses
et les bords des corniches, fait un très-bel effet
à la vue. Le côté qui regarde le midi renferme un grand nombre de bouteilles de toutes
grandeurs, où sont contenues des matières tirées
des animaux, des végétaux et des minéraux. —
Le milieu du cabinet est occupé par quantité
de pièces considérables. On y voit d'abord une
grande caisse vitrée qui renferme toutes les
parties intérieures de l'homme, et des fœtus de
tout âge. Suit un microscope qui fait voir la
circulation du sang dans les animaux. Puis
paraît un squelette de cheval, monté de son
cavalier, aussi en squelette, et qui tient une
faux en main. — Machine du vide. — Table

anatomique sur laquelle est un cadavre, et devant un anatomiste en cire qui dissèque.

Parmi les pièces du cabinet dont parle M. de
Rasière, les plus remarquables sont : *Dans la
première caisse vitrée,* la préparation du corps
de Gotard, qui offre très-distincts les 456 muscles ; *deuxième caisse :* préparation partielle des
yeux et de la langue, de la tête, du corps,
des bras et des jambes ; *troisième caisse :* préparation des muscles, artères, veines et nerfs
du côté droit, et le squelette du côté gauche ; *la
cinquième caisse* est une préparation complète :
on n'a fait qu'ôter la peau et la graisse, en sou-
levant et distinguant toutes les parties. On y
observe, 1° l'aorte ascendante, qui porte le sang
à toutes les parties supérieures ; 2° les artères
carotides, qui le fournissent à la tête ; 3° les artères temporales ; 4° l'artère radiale (pouls) ;
5° l'artère crurale à la cuisse, et une infinité
d'autres jusqu'aux rameaux les plus délicats.
Les veines sont remplies d'une liqueur noire,
ce qui les fait paraître d'une couleur gros-bleu ;
6° on voit encore la préparation des veines du
bras ; 7° des veines jugulaires ; 8° des veines
du pied ; 9° la veine cave ascendante. *Huitième
caisses :* pièce qui ressemble tout-à-fait à une de

ces momies ou corps embaumés, qu'on trouve encore aujourd'hui en Égypte. Toutes les chairs sont recouvertes de la peau, à travers laquelle on distingue fort bien les veines et les artères remplies de cire colorée et figée. Les cheveux, la barbe et tous les poils du corps aussi bien que les ongles y sont encore attachés. *La onzième caisse vitrée* renferme le corps du nommé Nicolas Lefort, âgé de quatre-vingt-trois ans, natif de Douai en Flandre. Cette pièce est d'un goût particulier, tout y est en situation ; les muscles extérieurs en sont dégraissés, et l'on y a conservé toutes les artères, veines et nerfs qui se distribuent et se ramifient sur les muscles, dans la graisse et à la peau, ce qui rend cette pièce aussi curieuse qu'elle est difficile à travailler. — *Douzième caisse.* — Préparation des nerfs.

Mais l'auteur ne dit pas un mot de la manière dont ces pièces ont été préparées. Cherchons si nous trouverons dans les écrits du temps la description de procédés capables de produire de tels résultats.

Pénicher, en son chapitre 5 (de l'embaumement selon les modernes), fait connaître la composition et les propriétés du baume. « Il

est composé, dit-il, de différentes mixtures,
tant liquides que solides, propres à empêeher
la pourriture, soit par la vertu aromatique des
soufres et des sels volatils des médicaments
qui entrent dans sa composition, soit par une
amertume considérable, qui consiste en des
particules très-pénétrantes dont la propriété
est de consumer et d'atténuer les matières crues
qui disposent et précipitent le cadavre à la corruption ; soit par les remèdes ayant quantité
de particules qui dissipent et absorbent toutes
les humidités putréfiantes, soit par leur vis-
cosité qui agglutine les parties qui se fermen-
teraient et se raréfieraient trop facilement ;
soit enfin par leur astriction, qui, fixant ces
mêmes parties, empêche la résolution du tout. »
Il est facile de juger, par les explications qui
précèdent, que les embaumeurs eux-mêmes ne
se faisaient pas une idée bien nette des succès
qu'ils obtenaient, toutefois s'ils les obtenaient.
La nomenclature qu'on va lire justifiera le
doute que nous exprimons. Les poudres qui
faisaient la base du baume sont faites de toutes
les parties des plantes qui remplissent les indications énoncées si confusément. — Telles
étaient les racines d'*angélique*, d'*impératoire*, de

galanga, d'*acorus*, de *carline*, de *caryophillata*,
de *gentiane*, d'*enula campana*, de *valériane*, d'*iris de Florence*, de *flambe*, de *calamus aromaticus*,
de *gingembre*, de *pyrètre*, de *cypérus*, de *dictame*;
le *bois de roses*, le *sassafras*, le *gayac*, le *genièvre*, le *buis*, les *écorces de citrons*, d'*oranges*,
de *cannelle*, le *cassia lignea*, le *tan*, la *noix muscade*, le *macis*, le *gérofle*, les *cubèbes*, le *spicanard*, la *coloquinte*, les *baies de laurier genièvre*
et de *myrte*, les *noix de galle*, de *cyprès*; les *semences d'anis*, de *cumin*, de *fenouil*, de *coriandre*, de *cardamome*; le *poivre long*, *blanc et noir*; les *feuilles de rhue*, de *thym*, d'*absinthe*,
de *sabine*, de *marrube*, d'*armoise*, de *laurier*, de
menthe, de *myrte*, de *calamente*, de *baume*, de
mélisse, de *marjolaine*, de *romarin*, de *sauge*, de
sariette, de *serpolet*, de *pouliot*, d'*origan*, d'*hyssope*, de *népéta*, de *basilic*, de *scordium*, les *fleurs de safran*, de *roses pâles et rouges*, de *stœchas*,
de *centaurée*, de *mélilot*, de *camomille*, de *chamdœrys*, de *chamæpitys*, de *romarin*, d'*hypéricum*,
de *keyri*, d'*anet*, de *lavande*, etc.

Plusieurs gommes et résines font partie de la
matière du baume; telles sont la *résine*, la *poix de Bourgogne*, la *poix navale*, la *gomme élémi*,
l'*assa fœtida*, l'*aloès*, la *myrrhe*, le *galbanum*, l'*a-*

9

cacia, la *tacamahaca,* le *benjoin,* le *styrax cala-mite,* le *styrax liquide,* la *térébenthine,* le *camphre,* le *cédria,* toutes les espèces de baume, le *bois d'aloès,* le *tartre,* les *cendres gravelées,* la *civette,* le *castor,* le *musc,* l'*ambre gris,* le *labdanum,* le *bitume de Judée* ou l'*asphaltum ,* le *pisasphaltum,* la *chaux éteinte,* le *plâtre,* le *soufre,* le *sel commun,* le *sel gemme,* le *salpêtre,* l'*alun,* le *succin,* etc. L'article des drogues composées n'est pas moins étendu : ce sont des teintures de *musc,* d'*ambre gris,* de *civette,* de *benjoin,* de *styrax,* d'*aloès,* de *myrrhe,* des huiles distillées ou essences des plantes que nous avons nommées. L'esprit-de-vin distillé avec la myrrhe, l'aloès et l'ambre est excellent pour la conservation des fœtus.

Le sel de Clauderus a joui encore d'une grande réputation ; voici comment on le compose : Faites dissoudre dans une cucurbite une livre de sel commun avec une livre d'esprit de vitriol, appliquez un chapiteau, les jointures étant bien luttées, distillez le tout au feu de sable par degrés, vous tirerez un esprit très-excellent pour servir de lotion ; dans le fond de la cucurbite vous trouverez une tête morte que vous dissoudrez selon l'art, et vous aurez, après l'évaporation, ce sel dont l'auteur fait tant d'estime. — On pourrait encore ajouter ici la saumure qui est décrite dans les collections de Charles de Maëts (chap. 100 et 194, et celle du chap. 23 du livre intitulé *Chemia rationalis*, et aussi celle de Blanchard; ils veulent qu'après qu'un corps aura été vidé et nettoyé de ses ordures, il soit placé dans un cercueil de plomb pour y être macéré dans une suffisante quantité d'huile claire de térébenthine , et qu'après quelques jours de macération, il soit lavé avec de l'esprit-de-vin pour en ôter l'odeur; qu'il soit arrosé d'une forte teinture de myrrhe et d'aloès, qu'ils appellent *balsamum mortuorum* , et qu'il soit enfin desséché au soleil.

Je ne rapporterai pas ici les discussions sans fin sur les différentes espèces de sels que les uns vantaient pour les embaumements, tandis que les autres les considéraient comme nuisibles à la conservation des cadavres. Je m'abstiendrai aussi de parler de la chaux, à laquelle on attribue pourtant des merveilles : ainsi c'est elle qui conserva le corps d'*Afra* ; et en l'année 1523, sous le pontificat d'Adrien VI, le corps de saint Thomas, apôtre, fut pareillement trouvé vers le golfe de Coromandel, enduit et couvert d'un ciment fait de chaux et d'urine, ayant les os d'une grande blancheur, et à côté de lui, le fer de sa lance, une partie du bâton qui lui avait servi pendant ses voyages, et un vase de la terre qui avait été arrosée de son sang. — Malgré ces exemples si remarquables, s'ils étaient vrais, les auteurs qui les rapportent ne donnent aucune importance aux procédés auxquels nous les devons ; ils se plaignent même des vues sordides de ceux qui, pour augmenter la masse des matières, n'hésitent pas à y mêler du plâtre, des cendres, etc. Voici la description de quelques-unes de macédoines composées avec les substances que nous avons énumérées.

1°. *Vin balsamique.*

℞ Bon vin rouge, 8 pintes.

Gérofle, roses, écorces de citron, coloquinte, ãã 2 onces.

Styrax, benjoin, ãã 1 once.

Réduire en poudre grossière les drogues susdites ; macérer pendant quelques heures dans le vin que l'on fera un peu bouillir ensuite.

Usages. Lotion des parties intérieures du cadavre ; désinfection de la chambre pendant l'opération.

2°. Eau-de-vie composée.

℞ Feuilles d'absinthe, grande centaurée, rhue, sauge ,
    marjolaine, armoise, thym, ãã 4 poignées.
    Coloquinte, 2 onces.
    Styrax calamite, benjoin, ãã 3 onces.
    Poivre, gingembre, ãã 2 drachmes.

Macérer au bain marie 24 heures dans quinze pintes
d'excellente eau-de-vie, avec autant de vinaigre distillé.

*3°. Vinaigre pour laver la tête, la poitrine, le ventre,
et pour injections.*

℞ Poivre blanc, noir, gingembre, ãã ½ livre.
    Coloquinte, 3 onces.
    Absinthe, centaurée, hypericum, ãã 4 onces.

Macérer réduits en poudre grossière dans 40 pintes
de vinaigre rosat ; puis passer pour l'usage.

4°. Autre.

℞ Absinthe, 5 ou 6 poignées.
    Pommes de coloquinte, 3o.
    Alun , sel commun, ãã 1 livre.
    Vinaigre très-fort, 14 pintes.

Faire jeter quelques bouillons au tout, et ajouter
deux pintes d'eau-de-vie : meilleur que le précédent.

L'embaumeur doit avoir plusieurs grosses
éponges; quatre livres environ d'étoupes pour

essuyer le sang et embrasser les poudres ; coton pour la bouche, le nez et les oreilles ; grosse brosse pour frotter extérieurement le corps avec le liniment. L'artiste aura en outre deux aunes de toile cirée qu'il pourra préparer lui-même d'après une des formules qui suivent :

1°. Toile cirée.

℞ Cire neuve, 12 livres.
   Styrax liquide, huile de térébenthine, ãã 1 livre.

Fondre et mélanger le tout à feu lent, puis tremper la toile pour l'imbiber des deux côtés.

2°. Autre.

℞ Cire jaune, 25 livres.
   Térébenthine, colophane, résine, ãã 3 livres.
   Poix navale, 2 livres $\frac{1}{2}$.
   Vert-de-gris, 1 livre.
   Encens, styrax liquide, ãã 2 livres.
   Huile de spica, 1 livre $\frac{1}{2}$.

Le tout fondu et mêlé avec 2 livres de suif de mouton ; on y plongera la toile.

3°. Autre.

℞ Cire neuve, 4 livres.
   Résine de pin, térébenthine, ãã 8 livres.
   Gomme arabique, 8 onces.

Le tout fondu, on y trempera la toile.

4°. *Aatre.*

℞ Térébenthine, 3 livres.
  Cire, 15 livres.

Mêler avec q. s. d'huile pour faire un cérat.

1°. *Mixtion pour tremper les toiles, la chemise, la coiffure et les bandes.*

℞ Cire neuve, 20 livres.
  Térébenthine de Venise, gomme élémi, ãã 2 livres.
  Poudre d'iris de Florence, 4 livres.
  Styrax calamite, benjoin, ãã 6 onces.
  Myrrhe, aloès, ãã 3 onces.
  Baume du Pérou, huile d'absinthe, q. s.

Fondre la cire et la gomme, ajouter le baume et ensuite les aromates en poudre pour l'usage.

2°. *Autre.*

℞ Cire neuve, 12 livres.
  Résine commune, 2 livres.
  Térébenthine de Venise, 1 livre.
  Gomme élémi, 4 onces.

3°. *Autre.*

℞ Cire blanche, 6 livres.
  Huile de noix muscade, huile distillée de lavande, d'écorce de citrons, d'oranges, ãã 2 onces.

Voici quelques formules de liniment ou

baume liquide propre à frotter le cadavre tant intérieurement qu'extérieurement.

1°. *Liniment.*

Faites fondre 2 onces véritable baume dans 2 pintes esprit-de-vin.

2°. *Autre liniment.*

℞ Térébenthine, huile de spica, ãã 2 livres.
Gomme élémi, styrax liquide, ãã 4 onces.
Huile de laurier, 3 livres.

. 3°. *Autre.*

℞ Styrax liquide, 6 onces.
Baume du Pérou, 2 onces.
Huile de macis, $\frac{1}{2}$ once.
De bois de rose, 1 once.

4°. *Autre liniment.*

℞ Huile de romarin, de bois de rose, ãã 3 onces.
Gérofle, 1 once $\frac{1}{2}$.
Absinthe, origan, ãã 1 once.

5°. *Autre.*

℞ Térébenthine de Venise, 3 livres.
Gomme élémi, 4 onces.
Huile d'hypéricum, $\frac{1}{2}$ livre.
Baume du Pérou, 2 onces (*f. s. a.*).

6°. *Autre.*

℞ Térébenthine de Venise, 6 onces.

Gomme élémi, 3 onces.

Styrax liquide, 2 onces.

Calamite, benjoin, ãã 1 once.

Huile de spica, de roses muscades, de muscade, de gérofle distillée, ãã $\frac{1}{2}$ once.

Musc, $\frac{1}{2}$ drachme.

Civette, 1 drachme.

L'embaumeur doit se fournir de ruban de soie, de couleur noire, violette ou blanche, selon le sujet qu'il aura à embaumer, pour en lier le linceul par les deux extrémités, aussi bien que d'un quartier de tafetas d'une des couleurs dites, pour envelopper la boîte du cœur. — Plus cinq toises de cordes pour lier le cadavre enveloppé de la toile cirée. — Cercueil de plomb dans un cercueil de bois. — Baril pour les intestins. — Bandes trempées dans le liniment pour bander le corps.

La poudre qui suit ainsi que celles qui viennent après sont des modèles qui serviront selon la prudence de l'embaumeur pour les cavités, pour les parties scarifiées et pour faire une croûte à l'entour du corps, ou pour être mêlées avec le sparadrap.

1°. Poudre balsamique.

℞ Racines d'angélique, calamus, iris de Florence,

flambe, impératoire, carline, cyperus, gingembre,
enula-campana, aristoloche, gentiane, valériane,
bois de roses, spicanard, coloquinte, ãã $\frac{1}{2}$ livre.

Semences d'anis, fenouil, cumin, coriandre, poivre
blanc, noir, long, bardamoine, noix de galle de cyprès, écorces de citrons, d'oranges, bois de genièvre,
de laurier, fleurs de camomille, mélilot, centaurée,
anet, lavande, roses, ãã 1 livre.

Feuilles de rhue, absinthe, mente, calament, sabine,
thym, marjolaine, baume, mélisse, romarin, sauge,
marrube, pouliot, origan, hyssope, laurier, myrte,
ãã 2 livres.

Tan passé au tamis, 4 livres.

Cannelle, styrax, muscade, aloès, myrrhe, benjoin,
gérofle, dictame, ãã 4 onces.

Réduire en poudre ce qui doit être pulvérisé, puis
passer au tamis ; mais, pour la cannelle et les autres de
sa classe, elles seront battues et employées séparément.

**Baltazar Timæus fait entrer dans sa poudre
le sel et l'encens.**

2°. Autre poudre.

℞ Myrrhe choisie, 4 livres.
Safran bâtard, styrax calamite, gérofle, ãã 2 livres.
Aloès cabalin, 5 livres.
Feuilles de romarin séchées, 2 livres.
Encens, 1 livre.

Feuilles de laurier, roses rouges , ãã $\frac{1}{2}$ livre.

3°. *Autre.*

℞ Absinthe vulgaire, abrotanum, lavande, romarin, laurier, ãã 6 poignées.

Sauge, marjolaine, basilic, origan, thym, sariette, hyssope, camomille, ãã 3 poignées.

Racine d'iris de Flor., 4 livres.

Calamus, angélique, cyperus, écorces d'oranges, de citrons, ãã 1 livre.

Santal citrin, bois d'aloès, $\frac{1}{2}$ livre.

Cannelle, gérofle, genièvre, sassafras, ãã 1 livre.

Fleurs de roses, aloès, myrrhe, encens, styrax, benjoin, ãã 2 livres.

Bois de roses, 3 livres.

Sel, 4 livres.

Faire une poudre et réserver l'huile de spica pour l'onction.

4°. *Autre poudre.*

Deux mesures d'excellent esprit-de-vin pour oindre et bassiner toutes les cavités ; après quoi, on frottera toutes les parties de térébenthine, puis on les farcira de la poudre suivante :

℞ Romarin, laurier, hyssope, absinthe, menthe, rhue, sauge, serpolet, pouliot, origan, scordium, fleurs de romarin, roses, lavande, camomille, stœchas, spicanard, ãã 2 poignées.

Semences de carvi, fenouil, ãã $\frac{1}{2}$ livre.

Racines de gentiane, angélique, caryophyllata, valériane , ãã 1 livre.

Réduire le tout en poudre et ajouter :

Aloès, mastic, encens, ãã 2 livres.
Myrrhe, $\frac{1}{2}$ livre.
Benjoin, styrax calamite. labdanum, cannelle, gérofle, muscade, macis, safran , ãã 1 once.
Mumie, 2 onces $\frac{1}{2}$.

Le tout battu dans un mortier pour faire une poudre.

5°. *Autre poudre.*

♃ Absinthe, lavande, marjolaine, romarin, thym, mélisse, cyprès, menthe, sauge, baume, anet, origan, pouliot, roses rouges, ãã 8 onces.
Calamus, cypérus, gentiane, iris de Flor., bois de roses, ãã 5 onces.
Benjoin, styrax, aloès, myrrhe, ãã 6 onces.
Muscade, gérofle , ãã 4 onces.

Le tout sera mis en poudre subtile.

6°. *Autre.*

♃ Myrrhe , aloès, ãã 8 onces.
Styrax calamite, benjoin, ãã 4 livres.
Cannelle, noix muscade, gérofle, poivrelong, gingembre, ãã 2 livres $\frac{1}{2}$.
Spicanard, cardamome, jonc odorant, dictame, aristoloche, iris de Flor., menthe, laurier, lavande, mé-

(141)

lisse, romarin, calament, pouliot, origan, stœchas,
marjolaine, thym, camomille, roses rouges, ãã 4 poignées.

Faites une poudre.

7°. Autre pour les entrailles.

♃ Sauge, romarin, camomille, melilot, marjolaine, absinthe, pouliot, centaurée, roses rouges, ãã 8 poignées.
Cendres de sarments, 10 à 12 livres.

**Le tout sera pulvérisé et mêlé pour saupoudrer les
entrailles.**

8°. Poudre pour emplir les cavités.

♃ Myrrhe, aloès, ãã 16 livres.
Sel de tartre, tamarin, asphaltum, sommités d'absinthe, scordium, petite centaurée, racine d'impératoire, gentiane, angélique, carline, aristoloche l. ou r., ãã 3 livres.
Cardamome, poivre noir, gingembre, ãã 4 livres.
Cannelle, gérofle, labdanum, acorus, ãã 2 livres.

9°. Autre pour saupoudrer le corps.

♃ Styrax, benjoin, iris de Flor., ãã 4 livres.
Sommités de marjolaine, fleurs d'oranges, de la-
vande, tacamahaca, ãã 2 livres.
Bois de roses, acorus, ãã 1 livre.
Labdanum, gérofle, ãã $\frac{1}{2}$ livre.

10°. *Poudre.*

℞ Tan, 26 livres.

Aloès, myrrhe, baume judaïque, ãã 6 livres.

Racine de cypérus, iris de Flor., aristoloche r., valériane, gentiane, angélique, impératoire, gingembre, ãã 4 livres.

Labdanum, poivre noir, cardamome, feuilles séchées de scordium, absinthe, thym, marrube,
hyssope, ãã 3 livres.

11°. *Autre.*

℞ Benjoin, styrax, encens, myrrhe, aloès, labdanum,
bitume de Judée, vernis, tacamahaca, iris de
Flor., bois de roses, ãã 2 livres.

Ecorces d'orange, marjolaine, thym, romarin, fleurs
de lavande, pouliot, ãã 1 livre.

Cassia lignea, gérofle, ãã $\frac{1}{2}$ livre (*f. s. a.*)

12°. *Poudre et mixtion.*

Prenez une bonne quantité de sel et autant d'alun
que vous mêlerez avec la myrrhe, l'aloès, l'absinthe,
la cannelle, le cumin, le gérofle, le silex des montagnes, le poivre et quelques aromates de même nature, que vous réduirez en poudre en les arrosant
avec une petite quantité de vinaigre; puis on emplira
le corps, et avec de la cire fondue l'on frottera le
cadavre, que l'on mettra après dans un cercueil de
plomb.

(*Formule de* Pierre BELLON.)

(145)

Pénicher, qui nous a fourni ces différentes formules, nous tracera dans les pages suivantes le moyen de les appliquer.

Il y a plusieurs manières d'embaumer.

La première, qui est tirée de l'Écriture sainte, n'empêchait pas que les corps ne fussent bientôt altérés, puisque l'on n'ôtait point les viscères qui causent la corruption.

La seconde est celle où l'on se contente de vider et de nettoyer seulement les cavités qui contiennent les entrailles, le cerveau et les autres parties nobles, les remplissant ensuite de poudre aromatique, avec des étoupes et du coton.

La plus usitée et la plus parfaite qui se pratique est la troisième, qui consiste à faire des incisions à toutes les parties du corps, comme nous en parlerons dans la suite.

On en pourrait ajouter une quatrième, qui n'a pas lieu à l'égard des corps maigres et décharnés ; elle ordonne d'ôter les graisses et les chairs, en sorte qu'il ne reste que la peau et les os. Cette façon n'était pas inconnue aux Égyptiens, et je l'ai fait mettre plusieurs fois en usage ; mais ce travail est laborieux et demande un habile chirurgien.

Enfin il y a une dernière méthode d'embaumer les corps, laquelle s'exécute en faisant de petites ouvertures à certaines parties du cadavre, sous les aisselles, aux aînes et à l'anus, selon l'ancien usage des Égyptiens. Pour commencer cette importante opération, il faut, premièrement que le chirurgien qui a l'honneur d'être employé à embaumer un roi ou quelque prince souverain, sous les ordres de son premier médecin, en présence des officiers de la couronne, fasse avec le bistouri quelque taillade à la plante des pieds, afin d'éprouver par cette opération si le sujet dont il veut ouvrir le corps est véritablement décédé : ce qui est un moyen plus sûr que les onctions que l'on pratiquait autrefois en pareille occasion pour réveiller les esprits animaux que l'on soupçonnait de n'être qu'assoupis. Il fera ensuite une longue incision, depuis la partie supérieure du sternum, pour donner moyen d'examiner les parties de la poitrine et de chercher la cause de la maladie et de la mort, afin d'en faire un rapport fidèle qu'on donnera par écrit, étant fait de concert avec les médecins et chirurgiens du roi présents. Il ôtera toutes les parties qui sont contenues dans cette capacité du corps; après il descendra au bas-ventre, dont on examinera toutes les parties, qu'il tirera dehors pour cet effet, retirant tout ce qui est disposé à la pourriture. Les parties qui doivent être ôtées sont, entre autres, le gosier, qui comprend la trachée et l'œsophage; la langue, les yeux, les poumons, le cœur, qui sera tiré de son péricarde pour être embaumé séparément, ainsi qu'il se pratique d'ordinaire; l'estomac, le foie, la rate, les reins, les intestins, le cerveau, les membranes, les graisses, le sang, les sérosités, les éponges et autres matières qui auront servi durant le travail, mettant toutes ces choses dans un baril pour être portées au lieu destiné. Je sais qu'il y a des auteurs qui ordonnent d'extirper les parties génitales aux deux sexes; mais, outre que ce serait défigurer le corps d'un homme, ces parties se peuvent conserver aussi bien que les autres, et d'ailleurs nous devons avoir du respect pour les instruments qui nous ont donné l'être. — Le chirurgien, ayant vidé ces cavités, doit travailler à la tête, de laquelle il sciera le crâne, ainsi qu'on a coutume de faire pour les démonstrations anatomiques; et après qu'il aura examiné le cerveau et qu'il l'aura enlevé, l'apothicaire lavera exactement et fortement les cavités du crâne avec du vin aromatisé et de l'esprit-de-vin; ensuite il les remplira avec de la poudre qu'il aura préparée, et avec du coton ou des étoupes imbibées de quelque baume liquide, de manière qu'il y ait plusieurs couches de cette poudre et de ces étoupes alternativement appliquées les unes sur les autres, après quoi on rejoindra les os du crâne séparés, et on recoudra la peau. Il frottera ensuite toute la tête d'un des baumes liquides, et bassinera très-souvent le visage avec les mêmes baumes; il couvrira la tête d'un bonnet ou d'une coiffe, qui sera cirée et profonde, après qu'il aura insinué dans les narines, dans la bouche, dans les orbites des yeux et dans les oreilles, du coton imbibé et chargé de baume en liqueur, des huiles de muscade ou de gérofle; il travaillera au bas-ventre, qui sera lavé avec le même vin aromatisé, puis avec de l'esprit-de-vin, et il le frottera de quelqu'un des baumes susdits, et enfin il le farcira abondamment de poudre et d'étoupes, jusqu'à ce que toutes ces matières distribuées les unes entre les autres forment la grosseur naturelle du ventre que le chirurgien recoudra. Le chirurgien prendra garde que la dissection soit faite dans les veines et dans les artères, afin d'en épuiser le sang et les humidités : ce qui sera observé aux bras, aux mains, aux cuisses, aux jambes, aux pieds, aux talons, aux bourses et aux autres parties, comme au dos, aux épaules, aux fesses, tournant pour cet effet le cadavre et lui appuyant le ventre et la face contre la table; dans ces endroits épais et charnus, les incisions seront longues, profondes et en grand nombre, en sorte qu'elles pénètrent jusqu'aux os, et lorsque les gros vaisseaux seront ouverts et purgés de leur sang, le pharmacien répandra quantité de poudre dans tous ces espaces, qu'on refermera ensuite avec le fil et l'aiguille, après qu'ils auront été arrosés et bassinés avec le vin aromatisé et avec l'esprit-de-vin; car il faut avoir le soin d'étuver incessamment ces parties, en absorber, s'il se peut, toutes les humidités, et les dessécher en quelque façon avec l'éponge, avant que de les frotter du baume liquide ou d'un des liniments, et de les remplir avec les étoupes et lesdites poudres. Enfin le tout sera recousu très-proprement, afin que le corps ne soit pas méconnaissable; c'est pour cela que l'on ne doit pas faire d'incision au visage, et on tâchera de con-

server tellement les traits qu'il puisse être facilement reconnu, ainsi que je l'ai observé depuis
peu à une ouverture qui fut faite au cercueil
d'un évêque, qui avait été embaumé il y avait
plus de cinquante ans, et dont le visage n'était
point du tout défiguré. Pour cette raison, l'artiste se servira de poudres fines, d'aloès, de
myrrhe et d'autres ; à l'égard du corps, il le
frottera et oindra avec le liniment qu'il aura
préparé, y ajoutant de la poudre dont il fera
comme une pâte. — Et il faut remarquer qu'à
mesure qu'il achèvera d'embaumer chaque partie, le chirurgien doit la bander avec des bandes
de linge trempées dans le liniment, en sorte
qu'elles soient comme une espèce de corset et
en xiastre, qu'elles fassent plusieurs circonvolutions les unes sur les autres, pour tenir les
parties du corps serrées, et empêcher les aromates de sortir des cavités qui en seront remplies ; ces bandes doivent commencer par le
cou pour finir aux pieds et aux mains : elles
seront longues et larges pour bander le corps,
les cuisses, les jambes et les bras, mais étroites
et courtes pour les doigts.

Cela fait, on mettra la chemise lavée comme
il a été dit ; on ornera le sujet des marques

extérieures des dignités qu'il aura possédées durant sa vie, et on l'ensevelira dans un drap de linge imbibé de liniment qui servira de sparadrap, que l'on nouera par les deux extrémités avec du ruban, par-dessus quoi on l'enveloppera de la toile cirée, qui sera liée très-étroitement avec de la corde. Enfin on le déposera dans le cercueil, dont on remplira tous les intervalles vides avec ce qui sera resté de la poudre, s'il y en a, ou avec des paquets d'herbes aromatiques séchées ; on le fermera et on le soudera avec toute l'exactitude possible. On appliquera par dehors une plaque de cuivre, ou d'un autre métal durable, sur laquelle on aura fait graver une inscription convenable pour servir de mémoire à la postérité. Le cercueil sera mis dans un autre de bois, que l'on couvrira si l'on veut d'un drap mortuaire.

Ce travail étant achevé, on viendra au cœur, qui, comme j'ai déjà dit, est embaumé séparément. On suppose donc qu'ayant été tiré de sa place, détaché du péricarde et ouvert par ses deux ventricules, lavé plusieurs fois d'esprit-de-vin et bien nettoyé du sang caillé et des autres impuretés qui pourraient y être attachées, on l'aura fait tremper durant les opérations précédentes dans d'autre esprit-de-vin, ou dans de l'huile de térébenthine distillée. L'apothicaire reprend donc ce viscère ainsi préparé ; il remplit ses ventricules avec les poudres d'aloès, de myrrhe, de benjoin, de styrax ; il peut même le frotter d'huile ou essence de muscade, de gérofle, de cannelle, comme aussi de teintures d'ambregris, de musc, de civette, puis après il l'ajustera dans du coton parfumé, pour contenir les poudres qui feront, avec les huiles, comme une pâte, et on le mettra dans un petit sac de toile cirée et aromatisée de quelqu'une des susdites essences, dont on frottera aussi la boîte où il doit être enfermé, tant intérieurement qu'extérieurement, et on la soudera comme il faut, pour être enveloppée dans un taffetas d'une certaine couleur, lequel sera pareillement imbibé et frotté des essences ou teintures, et noué de rubans de la même couleur : la couleur violette est celle qui est convenable pour les ecclésiastiques.

Je me souviens d'avoir embaumé le cœur d'un abbé de qualité, qui était d'une vie exemplaire : l'odeur qui en exhalait était *si suave et si agréable, qu'elle parfuma pendant plusieurs mois le chœur du couvent des Dames-Religieuses où il avait été porté.*

Le corps et le cœur étant ainsi embaumés, il ne nous reste plus qu'à parler des entrailles, des poumons et du cerveau, etc. Blancardus nous enseigne des manières d'embaumer à part toutes ces parties; mais, pour moi, je ne m'y attache pas ; quand on les embaume et qu'on les veut mettre dans le baril en cet état, il faut encore avoir recours à l'esprit-de-vin, qui doit être excellent : notre eau-de-vie et notre vin aromatique n'ont pas assez de force. Pour nettoyer plus aisément ces viscères, on coupera les intestins en long, on fera des incisions aux poumons, à la rate, à la matrice et aux autres parties qui étaient contenues dans le corps; on les nettoiera du sang, des sérosités et des autres saletés qui les pourriraient en peu de temps ; puis on les lavera avec d'excellent esprit-de-vin, étant auparavant lavés avec d'autres liqueurs; on les arrangera après dans le baril, en sorte que la poudre couvre premièrement le fond, mettant une partie des viscères sur cette première couche, et ensuite un second lit de poudre, et l'on continuera ainsi à mettre les viscères et les poudres alternativement et par lits, jusqu'à ce que le baril soit presque plein, observant que le dernier lit soit de cette poudre préparée, qu'on ne doit pas épargner en cette rencontre. Ce baril, qui doit être de plomb, sera enfermé dans un second qui sera de bois, que l'on enfoncera et poissera exactement (on ne se servit que d'un baril de bois pour Henri III, roi de France).

Cependant, avec toutes les précautions que l'on pourrait prendre pour conserver ces parties, en employant beaucoup d'esprit-de-vin, de poudres aromatiques et d'autres drogues propres, je doute fort qu'elles ne soient bientôt corrompues, et peut-être même avant que d'arriver au lieu destiné pour leur sépulture.

Enfin, lorsqu'on doit exposer le corps en public dans le lit où il est décédé, l'on lave le visage avec de l'esprit-de-vin, et avec du véritable baume on le rafraîchit très-souvent; mais quand il faut qu'il soit exposé sur un lit de parade pour y rester plusieurs jours, on se contente d'ordinaire de le faire mouler en cire, et de montrer seulement sa figure,... pendant que le corps est sous le lit, embaumé dans un cercueil. Mais, lorsque le corps même du défunt ou de la défunte est exposé, il faut premièrement peigner et poudrer les cheveux ou la perruque avec une poudre fine et de bonne odeur ; on rasera la barbe, s'il en a ; on remplira la bouche de poudre et de coton pour relever et grossir les joues, auxquelles on appliquera un peu de rouge, aussi bien qu'aux lèvres ; on lui mettra des yeux artificiels, si on lui a ôté les naturels ; on fourrera du coton parfumé dans les narines, et le nez sera rafraîchi d'un linge grassement imbibé de véritable baume aux heures que le sujet ne paraîtra point ; ainsi, la bouche et généralement toutes les parties qui doivent être vues seront dans leur état naturel, afin qu'on les puisse plus facilement reconnaître. C'est pourquoi l'on n'y doit faire aucune scarification, comme il est expressément remarqué dans la Bibliothèque d'Hérodote. « Chaque partie, dit-il, y est tellement en son entier, que les poils des paupières et des sourcils, et même toute la forme du corps, conservent si bien les apparences, que l'on en reconnaît avec facilité la figure et la disposition naturelle. » — Mais, pour tous les autres sujets, ceux qui doivent être transportés, on s'écartera le moins possible des prescriptions suivantes. Après avoir vidé le cerveau par un large trépan fait

au derrière de la tête, avoir ôté les viscères,
le gosier, les membranes, scarifié les parties
charnues et les avoir purgées du sang et des
autres sérosités, on doit mettre le cadavre dans
une des lotions ou dans une des saumures dé-
crites au chapitre V, dont on choisira les matières selon le lieu et la saison où on se trouvera;
et, au bout de quelques jours de macération,
le sujet étant bien égoutté, on insinuera dans
le vide du crâne de la cire neuve fondue, après
quoi on remettra la pièce du crâne enlevée; on
recoudra la peau, on emplira pareillement la
poitrine et le bas-ventre de cire fondue, et on
les recoudra; ensuite on appliquera dans les
scarifications des poudres, des aromates ou des
herbes que le pays pourra fournir; l'on ban-
dera le corps exactement avec des bandes de
toile imbibées dans un des liniments susdits,
et, au défaut, dans de la térébenthine, ou dans
une teinture de myrrhe et d'aloès, dont on le
frottera avec de grosses brosses; ensuite de
quoi on placera le cadavre (ainsi qu'on l'a fait
à ceux d'Alexandre et d'Agésilaüs) dans un cercueil rempli de bon miel, de sorte qu'il en soit
partout pénétré et environné tant par dedans
que par dehors; et après qu'on aura mis ce

cercueil bien soudé dans un autre de bois qui sera bien poissé, on le transportera au lieu destiné. Là, on le lavera avec de l'esprit-de-vin avant de le montrer au public.

Nous ne pouvons choisir un plus beau modèle d'embaumement que celui qui fut fait pour madame la dauphine par M. Riqueur, apothicaire du roi et de cette princesse, accompagné de M. son fils aîné, reçu en survivance en la charge d'apothicaire du roi. Cet embaumement s'est exécuté avec tout le désintéressement, l'habileté et la prudence qu'on a pu désirer, en présence de M. d'Aquin, alors premier médecin du roi; de M. Fagon, premier médecin de la feue reine, et qui l'est présentement du roi; de M. Petit, premier médecin de monseigneur le dauphin; de M. Moreau, premier médecin de feu madame la dauphine; de M. Félix, premier chirurgien du roi; de M. Clément, maître chirurgien de Paris et accoucheur de ladite princesse. M. Dionis, son premier chirurgien, opérait, étant aidé de M. Baillet, chirurgien ordinaire, et d'un autre chirurgien du commun : madame la duchesse d'Arpajon, sa dame d'honneur, madame la maréchale de Rochefort, dame d'atour, et plusieurs femmes présentes. — M. Riqueur a bien voulu, sachant que je travaillais sur cette matière, me communiquer sa méthode.

Description du baume qui a été fait pour madame la dauphine.

℞ Racines d'iris de Florence, 3 livres.

Souchet, 1 livre ½.

Angélique de Bohême, gingembre, calamus aromaticus, aristoloche, ãã 1 livre.

Impératoire, gentiane, valériane, ãã ½ livre.

Feuilles de mélisse, basilic, ãã 1 livre ½.

Sauge, sariette, thym, ãã 1 livre.

Hyssope, laurier, myrrhe, marjolaine, origan, rhue, ãã ½ livre.

Auronne, absinthe, menthe, calament, serpolet, jonc odorant, scordium, ãã 4 onces.

Fleurs d'oranger, 1 livre ½.

Lavande, 4 onces.

Romarin, 1 livre.

Semences de coriandre, 2 livres ½.

Cardamome, 1 livre.

Cumin, caris, ãã 4 onces.

Fruits et baies de genièvre, 1 livre.

Gérofle, 1 livre ½.

Muscade, 1 livre.

Poivre blanc, 4 onces.

Oranges séchées, 3 livres.

Bois de cèdre, 3 livres.

Santal citrin, roses, ãã 2 livres.

(157)

Écorces de citron, d'orange, de cannelle, ãã ½ livre.
Styrax, calamite, benjoin, oliban, ãã 1 livre ½.
Myrrhe, 2 livres ½.
Sandarac, ½ livre.
Aloès, 4 livres.
Esprit-de-vin, 4 pintes; — de sel, 4 onces.
Térébenthine de Venise, 3 livres.
Styrax liquide, 2 livres.
Baume de copahu, ½ livre.
Baume du Pérou, 2 onces.
Toile cirée.

Le cœur, après avoir été vidé, lavé avec de l'esprit-de-vin et desséché, fut mis dans un vaisseau de verre avec cette liqueur; et ce même viscère, ayant été ensuite rempli d'un baume fait de cannelle, de gérofle, de myrrhe, de styrax et de benjoin, fut enfermé dans un sac de toile cirée de sa figure, lequel fut mis dans un cœur ou boîte de plomb, qu'on souda aussitôt pour être donné à madame la duchesse d'Arpajon, qui le mit entre les mains de monseigneur l'évêque de Meaux, premier aumônier de feu madame la Dauphine, qui le porta après au Val-de-Grâce. L'ouverture du corps fut faite le plus exactement qui se puisse par M. Dionis, son premier chirurgien : M. Riqueur remplit toutes les capacités d'étoupes et de baume en poudre. Les incisions furent faites le long des bras jusque dans les mains, lesquelles furent munies de cette poudre aromatique, après qu'on eut exprimé tout le sang et qu'on les eût lavées avec de l'esprit-de-vin ; on en fit autant aux cuisses, qui furent incisées de part et d'autre depuis les reins jusque sous les pieds, et le tout fut proprement recousu. — On se servit d'une grosse brosse pour frotter le corps d'un baume liquide et chaud, fait avec de la térébenthine, du styrax et des baumes de copahu et du Pérou, comme il est dosé ci-devant. Chaque partie fut enveloppée avec des bandelettes trempées dans l'esprit-de-vin ; l'on mit autant que l'on put de ladite poudre aromatique entre le corps et les bandelettes. Le corps fut revêtu d'une chemise et d'une tunique religieuse et environné d'autres marques de dévotion particulière, comme d'une petite chaînette de fer, au bout de laquelle il y avait une croix, que cette princesse gardait dans un coffre qu'elle avait fait apporter avec elle de Bavière. On l'enveloppa ensuite dans une toile cirée et on le lia fort étroitement pour être posé dans un cercueil de plomb, au fond et autour duquel il y avait quatre doigts dudit baume en poudre. Ce cercueil, étant bien soudé, fut enchâssé en un autre de bois, tous les espaces vides ayant été remplis d'herbes aromatiques séchées. Les entrailles, bien préparées, furent mises dans un baril de plomb avec une grande quantité des mêmes poudres aromatiques ; on le souda bien et on l'enferma dans un baril de bois. »

Nous aurons occasion de revenir plus tard sur ce mode de préparation ; observons seulement qu'un sujet ainsi taillladé, morcelé et farci ressemble plus à des viandes préparées qu'à un embaumement ; que le sentiment qui porte à recourir aux embaumeurs doit faire naître une profonde horreur pour la mutilation d'un corps qu'on veut avoir tout entier ; qu'enfin l'opération de l'embaumement ainsi pratiquée est plus cruelle pour le cœur que la destruction et la dissolution naturelle des parties.

CHAPITRE VI.

ART DES EMBAUMEMENTS, DE NOS JOURS, AVANT MES DÉCOUVERTES.

La chimie inorganique a fait de grands progrès depuis le commencement de ce siècle, et les faits qui la constituent ont été assez exactement étudiés et connus pour qu'elle ait pu s'élever au rang des sciences exactes. De nombreuses applications ont été faites avec un immense avantage aux arts et à l'industrie; mais les vives lumières qu'elle a jetées dans un si grand nombre de directions n'ont que faiblement éclairé l'art des embaumements, et nous dirons, avec M. Pelletan, qu'on ne saurait trop s'étonner de voir qu'on a continué de suivre jusqu'à nos jours des procédés qui ne sont calqués sur la description d'Hérodote que pour les points évidemment défectueux, et cela

sans aucune espèce de discernement ni d'analyse, d'une façon toute routinière. On n'a pas
eu égard à la différence énorme que la dissem-
blance des conditions extérieures devait établir entre nos pratiques et celles des Égyptiens.
C'est pourtant un art, ainsi compris, que re-
vendiquaient trois professions savantes. Ce fut,
en effet, un grave sujet de discussion que de
savoir qui, du médecin, du chirurgien ou de
l'apotichaire, devait présider et avoir les honneurs dans cette opération. Un esprit conci-
liant intervint une fois dans une de ces que-
relles; après de longues considérations et un
mûr examen, il conclut que les trois professions se rendaient de tels services dans cette
circonstance, qu'elles marchaient de front
et qu'elles devaient, en conséquence, s'accorder aide et secours dans une intention commune. Cependant, à la vue de ces grandes
incisions, de ces perforations, de toute cette
chair hachée et farcie de parfums, l'arbitre
aurait été juste en reconnaissant que le char-
cutier avait plus de droits à faire valoir qu'aucun des compétiteurs pour pratiquer les embaumements. On se convaincra, en lisant la
notice suivante, que les prétentions que nous

élevons en faveur d'un honnête industriel ne sont ni ridicules ni exagérées.

M. Boudet, chargé de l'embaumement des sénateurs, nous rend un compte fidèle de la méthode qu'il suivait pour conserver les grands de l'empire.

On prépare pour cette opération :

1°. Une poudre composée de tan, de sel décrépité, de kina, de cannelle et autres substances astringentes et aromatiques, de bitume de Judée, de benjoin, etc. ; le tout, mêlé et réduit en poudre fine, est arrosé d'huile essentielle : le tan forme la moitié du poids et le sel le quart.

2°. De l'alcool saturé de camphre.

3°. Du vinaigre camphré, avec l'alcool de camphre.

4°. Un vernis que l'on peut composer avec le baume du Pérou et celui de copahu, le styrax liquide, les huiles de muscade, de lavande et de thym, etc.

5°. De l'alcool saturé de muriate sur-oxigéné de mercure.

Tout étant préparé, on ouvre les cavités par de grandes incisions, et on en extrait les viscères; on incise crucialement les téguments du crâne, on en scie les os circulairement,

et on enlève le cerveau ; on ouvre le tube intestinal dans toute sa longueur, et on pratique
aux viscères des incisions profondes et multipliées ; on lave le tout à grande eau ; on exprime, puis on lave encore avec le vinaigre
camphré, et enfin avec l'alcool camphré. Toutes
les parties internes ainsi préparées et roulées
dans la poudre composée, sont prêtes à remettre en place. — On pratique alors des incisions multipliées aux surfaces internes des
grandes cavités, et suivant la longueur de tous
les muscles ; on lave toutes les parties et on les
exprime avec soin ; on fait succéder aux lotions
simples celles de vinaigre et d'alcool camphré ;
on applique alors avec un pinceau la dissolution alcoolique de sublimé dans toutes les incisions ; il se produit beaucoup de chaleur, les
muscles blanchissent, et la surface est promptement sèche. Cela fait, on applique une couche
de vernis dans toutes les incisions internes, et
on les remplit avec la poudre ; on vernit aussi
toute la face interne des cavités, et on applique
une couche de poudre qui adhère au vernis ;
on replace alors chaque viscère dans son lieu,
en ajoutant autant de poudre qu'il en faut pour
combler les vides, et l'on recoud les téguments,

(164)

avec la précaution de vernir et de saupoudrer
la face interne de ceux qui se réappliquent sur
les os. Toutes les cavités étant refermées, on
vernit les incisions extérieures et on les remplit de poudre ; on vernit aussi toute la surface
de la peau, et on applique une couche de
poudre qui adhère généralement. Le cadavre
ainsi embaumé, on appose sur chaque partie,
en y comprenant le visage, des bandages méthodiques qui compriment généralement et
recouvrent tous les points ; on vernit le premier bandage, on applique une couche de
poudre, et enfin un second bandage que l'on
vernit aussi ; quand le corps est déposé dans un
cercueil de plomb, et tous les vides remplis
par la poudre composée, on soude le couvercle,
et l'opération est achevée (1).

On voit que, dans cette méthode, on s'op-

____

(1) Il est étonnant que M. Boudet, chargé d'embaumer les sénateurs de l'empire, n'eut pas songé à profiter
de la découverte de l'illustre Chaussier, pour simplifier
une méthode ridiculement empirique : car, entre son
procédé et les mille formules de Pénicher, la différence
n'est pas encore bien grande ; c'est la même accumulation
de poudres, de résines, de baumes, d'essences, etc. — Il
y avait pourtant un bon exemple à suivre, en attendant
mieux, c'était l'embaumement du colonel Morland.

pose, autant que possible, à l'accès de l'air ; mais cette précaution est illusoire, puisqu'on est loin d'avoir desséché le corps, et qu'on l'a même rempli de poudres qui sont de véritables hygromètres, et qui n'absorbent les humidités que pour s'en charger elles-mêmes : on manque donc à cette condition indispensable de toute conservation parfaite, *dessécher complétement le corps*, sauf à le préserver ensuite de toute humidité et de l'accès de l'air ; ajoutez que plusieurs des substances se neutralisent. —M. Pelletan, qui nous fournit les critiques qui précèdent, propose de rectifier la méthode, d'après les données que nous tirons de celles des Égyptiens, de Clauderus, et des recherches de Rouelle. En conséquence, on procéderait de la sorte : enlever tous les viscères, recoudre les téguments avec soin, plonger le corps, pendant quelques semaines, dans une légère dissolution de sous-carbonate de soude, après en avoir rempli toutes les cavités ; laver le cadavre à grande eau, et le plonger pendant quelques jours dans un bain alumineux, pour enlever toutes les parties alcalines ; l'exposer ensuite à l'air ou dans une étuve pour en opérer la dessiccation, en prenant le soin de remplir toutes les cavités de filasse et de matières résineuses et aromatiques, de manière à conserver les formes; la dessiccation une fois complète, vernir avec soin toute la surface du corps et l'envelopper d'un double bandage, imprégné et recouvert du même vernis. Cette méthode, qui approcherait beaucoup de celle des Égyptiens, déterminerait sans doute une conservation parfaite, pourvu que les corps fussent placés dans des lieux exempts de toute humidité, et dont la température fût peu variable.

Nous devons reconnaître la justesse de ces observations et savoir gré à M. Pelletan d'avoir voulu substituer une marche raisonnée et raisonnable à des pratiques aveugles et irréfléchies. L'opération cependant, telle que la propose ce professeur, exige toujours de nombreuses mutilations. Les inconvénients et l'inutilité de tant d'efforts pour conserver les corps de nos semblables étaient d'ailleurs sentis depuis longtemps par plusieurs bons esprits; ce qui le prouve, c'est l'empressement avec lequel on s'empara des découvertes de Chaussier sur les propriétés du sublimé-corrosif, pour l'appliquer aux embaumements. D'après ses recherches, il fut constaté que ce sel conservait les matières animales plongées dans sa dissolution aqueuse ; qu'il produisait cet effet par une combinaison intime avec la matière animale ; enfin que cette matière saturée de sublimé passait à une dessiccation si prompte, qu'elle avait besoin d'être modérée pour empêcher le racornissement des parties molles. Les pièces ainsi préparées sont rigides, dures, grisâtres et préservées tout à la fois de la putréfaction et de l'action des insectes. On se hâta donc de profiter de cette propriété du deuto-chlorure de mercure, pour l'appliquer à la conservation des corps entiers. C'est là enfin le dernier mode d'embaumement pratiqué avant nous, et donné comme bien supérieur à celui des anciens. Nous allons recueillir ici quelques observations citées comme des exemples remarquables, et comme des preuves de l'excellence du procédé. Il nous restera ensuite à en apprécier le mérite. Voyons d'abord les faits.

Premier fait. (A) *Préparation faite par* Béclard.

M. Béclard, chef des travaux anatomiques de l'École de Médecine, a été chargé de la conservation du corps d'un jeune homme de

trente ans, mort d'une fièvre hectique. Les parents désiraient le placer dans une cage de
verre, et *demandaient surtout qu'il ne fût point
ouvert*. Malgré le désavantage de cette dernière
circonstance, M. Béclard a réussi dans cette
opération par le procédé suivant : *Les intestins
ont été tirés, ouverts et nettoyés dans une partie
de leur longueur, par une petite ouverture pratiquée à l'abdomen*. On a pénétré dans la poitrine
par deux incisions sous les aisselles, et on y a
injecté de l'eau ; on a fait aussi *une petite ouverture* au crâne ; on a exprimé autant que possible le sang des veines abdominales et cuta-
nées, on a injecté une solution mercurielle
dans la trachée-artère, et introduit du sel en
substance dans toutes les cavités ; le cadavre a
été ensuite plongé dans un bain saturé de sublimé. Dans le premier mois il a paru offrir
quelques signes de putréfaction ; on a cru alors
devoir introduire dans l'abdomen un instrument à l'aide duquel on a *incisé le péritoine* en
différents points. M. Béclard ayant déjà remarqué que les parties situées sous les membranes
séreuses échappaient à l'action du sublimé, le
corps a été retourné ; on a fait quelques scarifications sur des points de la peau qui parais-

saient verdâtres ; l'épiderme de la plante des pieds protégeait aussi les parties sous-jacentes ; *il a été enlevé;* enfin, après deux mois de séjour dans le bain de sublimé, le corps en ayant été tiré par un temps sec et chaud, s'est desséché en peu de jours ; il se conserve depuis un an enfermé dans une boîte, sans exhaler aucune odeur et sans aucun signe d'altération. La peau est d'un gris-plombé, et les traits de la face sont déformés par l'amincissement des lèvres et des joues.

Second fait. (B) *Conservation du corps du colonel Morland.*

Dans une des campagnes d'Allemagne, M. le baron Larrey s'est chargé de diriger la conservation du corps du brave colonel Morland, atteint d'un coup mortel dans une charge des plus brillantes. M. Ribes l'aida dans cette préparation (1). — On enleva d'abord tous les

____

(1) Nous devons rendre hommage au zèle et au noble dévouement qui portèrent le célèbre Larrey à surmonter toutes les difficultés de sa position pour conserver le corps d'un compagnon d'armes.

viscères par une incision pratiquée le long de la crête iliaque droite, et en coupant les attaches du diaphragme et les canaux qui passent dans l'ouverture supérieure de la poitrine ; une couronne de trépan, appliquée à la partie postérieure du crâne, permit de vider le cerveau par des injections réitérées ; on creva le globe de l'œil pour le vider aussi ; après avoir introduit du sublimé en nature dans toutes les cavités, on tamponna celles de la face, pour en éviter l'affaissement, et on protégea les traits de la figure par des compresses graduées et des bandages méthodiques ; tout le corps fut lui-même enveloppé dans plusieurs draps et placé dans une tonne remplie d'une dissolution avec excès de sublimé corrosif ; en cet état, le tout fut expédié pour Paris. Au bout de quelques mois on ouvrit le tonneau, et on trouva le corps bien conservé ; on l'exposa à l'air, et il se dessécha promptement ; on eut le soin de remplir d'étoupes toutes les cavités ; les membranes de l'œil retirées au fond de l'orbite firent place à des yeux d'émail ; les cheveux, les sourcils et les moustaches étaient conservés, les *traits étaient reconnaissables*, et le corps, verni avec soin et revêtu de ses habits, faisait une illusion douce et pénible pour ceux qui avaient connu cet excellent militaire. Maintenant encore que plusieurs années se sont écoulées, le corps du colonel Morland, placé dans une armoire vitrée de la bibliothèque de M. Larrey, n'offre aucun signe d'altération, n'exhale aucune odeur, et reste *parfaitement reconnaissable*, quoique la peau soit *brune et comme tannée*, et *que tout le tissu cellulaire semble avoir disparu*, en sorte que les corps charnus prononcent leurs formes à travers les téguments desséchés.

Remarques sur l'observation du colonel Morland. Nous avons vu le corps du colonel Morland, et nous comprenons que les personnes qui le connaissaient et qui l'ont vu revêtu de ses habits aient pu se faire illusion au point de trouver ses traits reconnaissables. Mais, pour nous, il nous paraît impossible qu'un cadavre dont la peau blanche est devenue brune et tannée, dont tout le tissu cellulaire a disparu, et dont l'aspect général est celui d'une membrane rigide collée sur des os et quelques faisceaux charnus desséchés, conserve une grande ressemblance avec le sujet dont il ne donne que quelques débris. — Nous nous bornons à signaler ici l'exagération relative à ce fait parti-

culier ; nous y reviendrons dans nos remarques
générales.

Troisième fait. (C) *Conservation d'une jeune fille*
de dix ans.

M. Boudet, pharmacien, a été chargé par
une mère de préparer le corps de sa fille morte
à l'âge de dix ans, de manière à ce qu'elle pût
jouir sans cesse de sa vue. On avait fait faire un
buste de l'enfant, et on eut le soin de choisir,
au moment de la mort, des yeux d'émail parfaitement semblables aux siens. M. Boudet, libre
dans son opération, qui s'exécutait chez lui, a
commencé par enlever tous les viscères, à l'aide
d'incisions habilement ménagées. Il a extrait
le cerveau par l'occiput; les yeux ont été enlevés et remplacés par un tamponnement ; on a
immédiatement rempli toutes les cavités avec
de l'étoupe sèche, et fermé les ouvertures par
des sutures très-soignées. Pendant ces diverses
préparations, on avait plongé le corps dans un
bain d'alcool pur, puis dans un bain d'alcool
contenant un peu de sublimé. — Tout étant
ainsi disposé, on a placé le corps dans un bain
d'eau distillée, saturée de sublimé, et dans laquelle trempaient encore plusieurs nouets rem-

plis de ce sel. Le corps a séjourné trois mois dans cette dissolution ; on a consommé quarante livres de sublimé ; il s'est précipité beaucoup de muriate doux ; une portion du mercure a même été revivifiée ; mais *il faut observer* que le vase dans lequel on opérait *était de plomb ;* ce qui a dû déterminer la décomposition et augmenter la consommation du sublimé.

Au bout de trois mois, le corps a été tiré du bain pour procéder à la dessiccation ; on l'a suspendu sur des bandes pour éviter de le déformer et pour le laisser égoutter ; on a pris le soin de relever les parois des cavités avec de nouvelles étoupes, quand elles paraissaient se déformer ; on a tenu les paupières et les lèvres fermées avec des taffetas d'Angleterre. Quand la dessiccation a été parfaite, on a placé les yeux ; quelques traits de la figure étaient altérés, et surtout la lèvre supérieure. Un habile artiste les a relevés en cire, en imitant le buste qui lui servait de modèle ; la peau se trouvant d'une couleur grise, on l'a colorée avec du fard : les cheveux, parfaitement conservés, étaient très-naturels ; enfin, cette enfant, revêtue de ses habits ordinaires et renfermée dans une cage de verre, présente une ressemblance parfaite et cause une illusion extraordinaire.

Remarques sur ces trois observations. Reconnaissons d'abord que la substitution de ce procédé à tous ceux qui ont été employés antérieurement est un grand progrès. En effet, à la place d'une multitude de drogues, douées de propriétés contraires ou même inconnues, une seule substance étudiée avec soin, et de propriétés déterminéés, est mise en contact avec des tissus qu'elle modifie selon le vœu de l'embaumeur. Une jonglerie devient ainsi une opération du domaine de la science, puisqu'une méthode qui conserve les cadavres, *tant bien que mal*, vient en remplacer une qui, loin de les préserver de la corruption, l'accélère souvent. Pourtant, nous devons le dire, l'embaumement par le sublimé est encore loin de la perfection; et, pour ne parler ici que des inconvénients qui ressortent des trois observations citées, on voit que les incisions et les mutilations existent encore dans ce procédé; qu'elles y sont nécessaires, puisque, *malgré le vœu de la famille*, le professeur Béclard est obligé de les multiplier pour arrêter les progrès de la décomposition. — Plusieurs mois sont indispensables à l'achèvement complet du travail, ce qui met dans l'impossibilité d'y recourir en beaucoup de circonstances. — L'action du sublimé, qui se combine avec la géline et donne lieu à un composé imputrescible à l'abri du ravage des insectes, déforme pourtant les organes à tel point, que la couleur et l'aspect général du corps sont changés. Cette déformation est si grande dans la troisième observation, qu'on est obligé de refaire plusieurs organes : *la lèvre supérieure était tellement endommagée, qu'un habile artiste a été obligé de la relever en cire, ainsi que plusieurs traits de la figure, en imitant le buste qui lui servait de modèle ; la peau étant d'une couleur grise, on l'a colorée avec le fard,* etc.

Ces imperfections seraient assurément moindres pour la préparation des pièces anatomiques ; mais, pour conserver le corps d'une personne qui nous fut chère, elles sont graves et produisent une impression douloureuse.

Reprenons notre exposé.

Quatrième fait. (D) *Procès-verbal de l'embaumement de Louis XVIII, roi de France.*

Extrait des procès-verbaux de l'ouverture et de l'embaumement du feu roi Louis XVIII.

(*Répertoire génér. d'Anat. et de Physiol. Patholog.*, vol. 8, pag. 36, in-4°, Paris, 1829.)

Procès-verbal de l'embaumement, p. 40.

Aujourd'hui, 17 septembre 1824, immédiatement après l'ouverture du corps du feu roi Louis XVIII, et conformément aux instructions qui nous ont été données par M. le marquis de *Brézé*, grand-maître des cérémonies de France, nous, soussignés, avons procédé à l'embaumement de la manière suivante :

1°. Le cœur du feu roi, après avoir été lavé et macéré pendant quatre à cinq heures dans une solution alcoolique de deuto-chlorure de mercure ou sublimé corrosif, et avoir été rempli et environné d'aromates choisis, a été renfermé dans une boîte en plomb, portant une inscription indicative de l'objet précieux qu'elle renferme.

2°. Les viscères des trois grandes cavités du corps, après avoir été incisés, lavés et macérés pendant six heures dans la solution susdite, ont été pénétrés, remplis et environnés d'aromates, et enfermés dans un baril en plomb, portant une inscription indicative des parties qu'il renferme.

3°. La totalité de la surface du corps et celle des grandes cavités a été lavée successivement avec une solution de chlorure d'oxide de sodium, et avec une dissolution alcoolique de deuto-chlorure de mercure.

4°. Les parties charnues, tant du tronc que des membres, ont été incisées largement et profondément ; elles ont été lavées ensuite avec les solutions susdites.

5°. Les surfaces du corps, celles de ses cavités et des incisions ont été enduites à plusieurs reprises d'un vernis à l'alcool.

6°. Toutes les cavités ont été remplies de poudres formées d'espèces aromatiques et résineuses variées.

7°. Ces cavités ont été fermées par l'application de leurs parois, soutenues au moyen de sutures nombreuses.

8°. Les membres, le bassin, le ventre, la

poitrine, le col et la tête ont été successivement entourés de plusieurs bandes méthodiquement appliquées.

9°. Toute la surface du corps ainsi enveloppée a été couverte de plusieurs couches de vernis.

10°. Sur ce vernis ont été appliquées des bandes de diachilon gommé.

11°. Sur les bandes de diachilon d'autres bandes de taffetas vernissé ont été appliquées.

12°. Enfin, une dernière couche de bandes a été appliquée sur le taffetas vernissé.

13°. L'embaumement terminé, la tête du feu roi a été couverte d'un bonnet, son corps d'une chemise, ses bras et sa poitrine d'un gilet à manches en soie blanche; tout le corps d'un linceul de batiste.

C'est dans cet état que le corps du roi a été remis à M. de *Brézé*, pour être déposé dans le cercueil qui doit renfermer ses restes mortels à Saint-Denis.

Signé : *Portal, Alibert, Dupuytren, Fabre, Distel, Thévenot, Portal* (pour *Ribes*), *Auvity, Breschet, Mura, Moreau, Bardenat, Vesque, Dalmas, Delagenerraye.*

Ici le procédé suivi, quoique nalogue sous plusieurs rapports aux précédents, en diffère pourtant par l'addition d'une foule de drogues et par la rapidité de la préparation ; le fait suivant, à peu près, en tout semblable fournira matière aux réflexions.

Cinquième et dernier fait (E). *Notice sur le procédé d'embaumement suivi pour le corps de L. D. C. D.*

Avant d'exposer les détails de cet embaumement, nous devons dire que des raisons diverses nous ont forcé de modifier, sur différents points, le plan que nous nous étions tracé d'après la lecture des auteurs qui ont écrit sur ce sujet ; ainsi, la famille avait demandé instamment qu'aucune partie du corps ne fût enlevée, désirant que le cercueil renfermât les restes tout entiers de L. D. C. D., leur parent. D'un autre côté, il fallait laisser à la face sès traits et sa physionomie, pour que le corps pût être reconnu à son arrivée dans la famille, qui habite l'Angleterre. Enfin, ce qui surtout empêcha de suivre un mode d'opérer plus sûr et plus rationnel, c'est que, par des circonstances particulières,

il ne nous était donné qu'une séance pour ac-
complir cet embaumement.

Quoi qu'il en soit, nous allons décrire la
marche qui a été suivie, laissant pour un autre
article, qui paraîtra incessamment, les modifications qu'on peut y apporter pour diminuer
les difficultés et les dépenses, et rendre, s'il est
possible, le résultat p'us certain.

1°. *Nécroscopie.* Il n'est pas indifférent de
suivre, dans ce premier temps de l'opération,
un procédé quelconque; toutes les parties extérieures devant conserver leur forme naturelle,
il importe beaucoup de les respecter dans l'a-
blation des viscères.

Pour arriver à ce but, sans négliger pourtant l'examen des organes, on suivit la marche
suivante :

a. Une incision partant de la symphyse du
menton, suivant la ligne médiane, divisa tous
les téguments et les muscles jusqu'à la symphyse du pubis.

b. Un trait de scie sur le milieu du sternum
permit, sans rien enlever des parois thoraciques, d'introduire la main dans cette cavité.

c. Tous les organes, depuis la langue jusqu'à

la vessie et le rectum, détachés avec soin, furent retirés par cette ouverture. (Le résultat de la nécroscopie a été publié dans la 3ᵉ livraison du Bulletin Clinique, p. 79.)

d. Les yeux furent extraits avec précaution.

e. Les téguments épicrâniens furent divisés transversalement d'une apophyse mastoïde à l'autre, et décollés en avant et en arrière dans une étendue de trois pouces; c'est dans cet espace qu'à l'aide de deux traits de scie, l'un vertical, l'autre horizontal d'arrière en avant, il nous fut possible d'enlever un segment du crâne qui nous permit de retirer le cerveau, la moelle allongée étant coupée le plus bas possible.

2°. *Dessiccation du cadavre.* Cette première opération terminée, le cadavre fut, autant que possible, débarrassé des liquides qu'il contenait, soit dans ses grandes cavités, soit dans le canal céphalo-rachidien. Puis à l'aide d'aromates précieux et de poudres absorbantes renouvelées plusieurs fois, on priva les tissus de leur humidité.

3°. *Macération des viscères.* Après l'examen qui en fut fait, on les lava à grande eau dans une dissolution saline, puis on les plongea pendant deux heures dans une dissolution concentrée d'alun, d'hydrochlorate de soude et de chlorure de sodium (liqueur de M. Gannal), et enfin on les soumit pendant plusieurs heures encore à l'action d'une dissolution concentrée de deuto-chlorure de mercure.

4°. *Macération du cadavre.* Toutes les parties ayant été convenablement détachées, on injecta de l'alcool dans les artères des membres et dans le canal rachidien ; et immédiatement après chacune de ces injections partielles, on en fit d'autres de deuto-chlorure de mercure, qui furent retenues dans les artères par des ligatures et dans le canal rachidien par un bouchon.

De pareilles injections furent pratiquées dans les diverses régions qui sont abondamment pourvues de tissu cellulaire.

Les membres et le tronc, à l'extérieur et à l'intérieur, furent arrosés d'une dissolution alcoolique concentrée de deuto-chlorure de mercure et enveloppés pendant plusieurs heures d'étoupe et de compresses trempées dans ce liquide.

Enfin, pour qu'aucune partie ne fût privée de l'action conservatrice du sublimé corrosif, on remplit la bouche, les fosses nasales, les orbites et les conduits auditifs, de petits sachets de cette substance en poudre; et par le moyen de profondes et nombreuses incisions on en introduisit dans les muscles des membres et du dos, etc. (Ces incisions, étroites à la superficie, s'étendaient dans diverses directions et profondément dans les tissus sous-jacents.)

5°. Tous les viscères sont replacés dans la vaste cavité que formaient le thorax et l'abdomen réunis.

Cette partie de l'opération a été faite avec une extrême minutie; les organes, coupés par morceaux du volume du poing à peu près, étaient séparément desséchés dans des poudres balsamiques, puis saupoudrés abondamment de chlorure de chaux et entourés d'étoupe trempée dans la dissolution alcoolique de sublimé; chaque paquet, ainsi constitué, était revêtu de deux lames de plomb et placé dans la cavité thorachique; des poudres aromatiques, du chlorure de chaux et des étoupes trempées dans le sublimé en séparaient les différentes couches.

Le cœur (pour la satisfaction des parents) fut laissé entier et placé dans le lieu qu'il occupe naturellement, après avoir été soumis aux mêmes préparations.

Le crâne fut rempli des mêmes substances employées pour la conservation de chaque organe.

6°. Le segment enlevé au niveau de la suture lambdoïde étant replacé, on réunit les téguments par une suture méthodique, et l'on en fit autant pour l'abdomen et le thorax.

La suture du crâne n'était pas visible parce qu'elle était recouverte par les cheveux, dont la tête était encore abondamment garnie.

Le tronc n'était pas déformé.

7°. *Application des bandelettes.* Avant d'appliquer les bandages, on étendit un vernis sur tout le corps, la face exceptée, et immédiatement sur ce vernis on plaça des lames de plomb ; c'est alors seulement que des bandages méthodiques recouvrirent toutes les parties depuis les orteils et les doigts jusqu'à la tête ; tous les tours de bande furent fixés par des points de suture ; puis recouverts d'une nouvelle couche de vernis, de nouvelles lames de plomb, et enfin d'un nouveau bandage appliqué avec les mêmes soins que le premier.

La face, restée libre jusqu'alors, fut soumise

aux mêmes applications, de manière toutefois qu'on pouvait la découvrir ultérieurement sans altérer le reste du bandage.

Le corps fut ensuite enveloppé d'un drap, entouré d'un manteau de satin et déposé dans un cercueil de plomb; on le laissa exposé à l'air *pendant plus de vingt-quatre heures, sans qu'il exhalât d'autre odeur que celle des aromates employés.*

Cette opération, commencée à dix heures du matin, ne fut terminée qu'à deux heures après minuit.

Elle fut très-pénible, à cause des gaz et surtout du chlore, qui, s'exhalant abondamment dans les derniers temps de l'opération, fatiguait beaucoup les assistants, qui tous étaient tourmentés par une toux quinteuse très-violente.

Tels sont les détails de cet embaumement, qui avait été annoncé comme devant faire le complément de la nécropsie intéressante décrite dans un des derniers numéros du Bulletin Clinique.

A. LOREAU, E. CHANUT.

Quelle étrange naïveté de la part de l'embaumeur! Il vient nous raconter que l'opération fut très-pénible, à cause des gaz et surtout du chlore, qui, s'exhalant abondamment dans les derniers temps de l'opération, fatiguait beaucoup les assistants. — N'auriez-vous pas dû le prévoir, vous qui vous chargez de telles préparations? n'auriez-vous même pas dû connaître l'inutilité d'un mélange de substances aussi incohérent?

Il n'est pas permis, en effet, d'ignorer que le chlorure de chaux (*chlorure d'oxide de calcium*), mêlé au deuto-chlorure de mercure, produit, avec le dégagement du chlore, deux nouveaux composés, d'abord du chlorure de calcium (*muriate de chaux*), et du deutoxide de mercure (précipité rouge), substance insoluble, à laquelle personne n'a jamais supposé de propriétés conservatrices. Sur quel principe encore, sur quelle connaissance positive peut-on s'appuyer pour faire, dans les embaumements, un usage si fréquent du chlorure de chaux? Aucune donnée scientifique ne justifie cette pratique. Est-ce parce qu'il est désinfectant? mais cette raison devrait le faire rejeter, car enfin comment agit-il sur les miasmes putrides? — N'est-ce pas en les décomposant? Personne n'en doute, excepté les embaumeurs toutefois;

ils ignorent probablement aussi qu'il possède au plus haut degré la propriété de décomposer les matières animales et végétales. J'ai constaté, dans le cours de mes recherches, *qu'un cadavre frais, injecté avec l'un des chlorures d'oxide de sodium, calcium, potassium, est en dissolution complète au bout de quarante-huit heures.*

Ces recherches, que j'ai poussées dans une foule de directions, se sont surtout appesanties sur la substance que l'on vantait comme excellente et bien supérieure à tout ce qu'employaient les anciens pour les embaumements ; je me suis appliqué à préciser, autant que possible, le degré de confiance que méritait le deuto-chlorure de mercure dans cette circonstance. Il est bien vrai qu'il est apte à conserver les matières animales plongées dans sa dissolution ; mais dans quelles limites et d'après quelles règles ?

Le voici :

1°. Des pièces anatomiques grossières (préparation des muscles du bras, par exemple), plongées et maintenues dans une dissolution concentrée de deuto-chlorure de mercure et desséchées ensuite, sont à l'abri de la corruption, mais elles deviennent brunes, raides et tellement déformées, qu'on les reconnaît à peine.

2°. L'injection est impuissante pour arrêter les progrès de la décomposition : ce sel n'est pas assez soluble.

3°. L'immersion seule d'un cadavre durcit la peau , mais les muscles et tous les viscères se décomposent.

4°. L'injection suivie de l'immersion conserve assez bien pendant deux ou trois mois , mais la décomposition putride s'empare des viscères thoraciques et abdominaux , ainsi que du cerveau et des muscles épais, au bout de cet espace de temps.

5°. Un sujet injecté au sublimé alcoolique puis ouvert, vidé et macéré, exposé ensuite à l'air, se dessèche facilement (1); mais il prend une couleur gris-foncé , et ses tissus sont à tel point racornis, qu'à peine il conserve la forme humaine.

Voilà les résultats rigoureux de l'expérience.

____

(1) Le deuto-chlorure de mercure , comme les sels de cuivre, d'arsenic, de fer, etc. , est décomposé par la géline, et forme un nouveau composé imputrescible. La conservation est d'autant plus sûre , qu'une quantité plus grande d'alcool a servi à dessécher le cadavre.

Dans la conservation à l'aide du deuto-chlorure, une partie du sujet est sacrifiée pour
conserver quelques débris; le plus noble de
tous les organes, le cerveau, siége de la pensée,
le cède en importance à quelques os revêtus
de muscles desséchés et d'une peau transfor-
mée et méconnaissable.

Ce sont là de bien faibles avantages et payés
beaucoup trop cher; car les inconvénients et
les dangers de ce mode de préparation nous
paraissent suffisants pour le faire abandonner.

Il est d'un prix fort élevé, dangereux pour
les opérateurs, il altère les instruments et les
corps qui reçoivent l'influence de ses émanations. — Naguère, lors de l'embaumement
d'un grand personnage, toutes les dorures
d'une vaste salle où l'opération avait été pratiquée furent détruites par l'action du deuto-
chlorure.

Cependant les embaumements faits avec
cette substance, et dont les trois premières
observations citées dans ce chapitre sont les
exemples les plus remarquables à notre connaissance, donnent l'expression la plus avan-
cée de l'art.

Quelles améliorations résultent de nos découvertes? le voici : 1° une substance facile à manier sans danger pour l'opérateur, sans nul inconvénient pour les instruments et autres métaux, est substituée au sublimé ; 2° l'opération peut être entièrement terminée en une demi-heure ; 3° les nombreuses incisions, les mutilations, la soustraction des viscères, etc., la macération prolongée, sont remplacés par une injection à travers une petite ouverture de quelques lignes ; 4° au lieu d'une substance grise, coriace et desséchée, gardant tout au plus la forme humaine, mes procédés conservent le sujet tel qu'il est à l'instant de la mort, avec la couleur et la souplesse propres à chaque tissu ; 5° enfin, les dépenses, qui, par la méthode précédente, montaient de 2,000 à 10,000 francs, peuvent maintenant ne pas s'élever au-dessus de 300 francs. Ainsi un corps peut être indéfiniment conservé pour une somme moindre que le prix du cercueil de plomb fourni par le service des pompes funèbres, *cercueil qui accélère la décomposition putride, au lieu de l'empêcher.*

Je me borne à énoncer ici quelques résultats en regard de ceux obtenus par mes devanciers ; car, avant d'entrer dans le détail des

expériences que j'ai tentées, il me reste à tracer le tableau des moyens employés jusqu'à
notre époque pour la préparation et la conservation des pièces d'anatomie normale, d'anatomie pathologique et d'histoire naturelle. Ce
sera le sujet du chapitre VII.

Lorsque j'aurai fait connaître l'ensemble des
ressources pour cette autre branche de la conservation des matières animales, chacun pourra
se faire une opinion exacte, après une connaissance complète des faits, sur la part qui revient
à mes travaux, et la place qu'ils doivent occuper dans le cadre des sciences naturelles.

CHAPITRE VII.

MOYENS DE PRÉPARATION ET DE CONSERVATION DES PIÈCES
D'ANATOMIE NORMALE, D'ANATOMIE PATHOLOGIQUE ET
D'HISTOIRE NATURELLE, AVANT LE PROCÉDÉ GANNAL.

Parmi les connaissances qui sont du domaine de la médecine, l'anatomie normale et l'anatomie pathologique occupent le premier rang ; elles sont la base nécessaire des études fortes : tous les bons esprits l'ont senti.

Cette conviction a été la source des efforts persévérants d'une foule de savants distingués, qui se sont persuadés avec raison qu'ils mériteraient l'estime et la reconnaissance de leurs semblables, s'ils parvenaient à composer des collections de gravures ou de pièces artificielles représentant la forme, la couleur, etc., de chacun des organes, ou s'ils découvraient des modes de préparation propres à conserver les organes eux-mêmes avec toutes les qualités physiques qu'ils ont à l'instant de la mort.

Nous n'avons point à établir de discussion sur la haute importance de ces différents genres de travaux; car tout le monde la comprend, et les plus graves autorités ont prononcé sur cette matière. Qui ne sait la vaste part que notre illustre Cuvier accordait dans le progrès des sciences naturelles, à celui qui le premier eut l'idée de conserver les pièces dans l'alcool?

On voit en effet, au premier coup d'œil, que la plus belle et la meilleure bibliothèque pour le médecin et pour le naturaliste serait une collection de pièces artificielles, ou mieux de tous les organes du corps des animaux et de l'homme préparés habilement et conservés sans aucune altération des propriétés qu'il importe de connaître.

On comprend qu'une collection où tous les organes seraient disposés par séries, où on les verrait passer par leurs degrés successifs d'accroissement et de décroissement, offrir leur différences individuelles et sexuelles, leurs points de contact ou d'éloignement dans les diverses classes du règne animal, leurs anomalies, leurs affections pathologiques, leur structure intime, etc., on comprend, dis-je, qu'une telle collection serait une source inépuisable de connaissances ; elle acquerrait une nouvelle valeur par l'adjonction d'une série de pièces représentant l'anatomie détaillée de chacune des parties où se peuvent exécuter les opérations déterminées de la chirurgie.

Mais cette bibliothèque si éloquente, si instructive, existe-t-elle aujourd'hui? Possédons-nous les moyens de la former? L'examen des différents procédés doit nous fournir la réponse à cette question; il mettra en outre nos lecteurs à même d'estimer la part que nos moyens peuvent avoir dans l'accomplissement de cette œuvre.

Et d'abord, tout en reconnaissant l'utilité des *gravures*, des *pièces en cire* et des *pièces artificielles en carton*, *en bois blanc* ou en composition dont les auteurs ont gardé le secret, on sent que, quelle que soit l'exactitude de ces différentes représentations, elles ne donnent jamais qu'une idée incomplète de la chose représentée. 1°. Les *gravures et les planches*, si avantageuses pour revoir, pour se rappeler les études sur le cadavre, ont perdu de leur importance à mesure que les moyens de se procurer des corps ont été plus faciles : elles ont pu rendre de grands services et contribuer aux progrès de la science dans les beaux ouvrages anatomiques des Meckel, des Lauth, des Haller, des Zinn, des Hunter, des Cruikshank, des Cowper, des Vicq-d'Azyr et d'une foule d'autres savants d'élite ; aujourd'hui même encore, elles sont justement recherchées dans les grands ouvrages de MM. Cloquet, Bourgerie (1), etc. ; mais elles viennent en second ordre, et seulement pour aider la mémoire ; car, quelque chose que l'on fasse, elles auront toujours plusieurs inconvénients : 1° elles fatiguent l'attention, parce qu'on est obligé de multiplier trop les figures lorsqu'on veut examiner un objet sous tous les aspects où il peut être important de l'apercevoir ; 2° les organes sont rarement vus dans leurs dimensions naturelles ; 3° quelle que soit l'exactitude du dessin, on se forme difficilement une idée juste du relief et des dimensions des organes ; 4° les rapports que l'on peut indiquer sont toujours

---

(1) Les planches de l'ouvrage de M. Bourgerie sont exécutées avec un soin remarquable, et feront époque dans l'histoire des travaux anatomiques.

incomplets ; il est impossible de faire voir ainsi tous les organes en position et dans leurs rapports naturels.

2°. Les *pièces en cire,* plus rapprochées de la nature que les planches, reproduisent les objets avec une vérité admirable pour l'œil, mais pour l'œil seulement. On était naguères si pénétré de leur importance, que des cours de modelage étaient annexés aux écoles dans plusieurs villes de France ; cependant on ne peut se dissimuler que les pièces ainsi préparées laissent beaucoup à désirer : 1° les rapports des organes qu'elles indiquent sont très-bornés ; 2° il faudrait donc les multiplier à l'infini, si l'on voulait présenter, sous divers points de vue, les différentes parties du corps humain, ce qui est indispensable pour en bien comprendre les rapports et les connexions ; 3° et encore l'esprit se représenterait-il difficilement l'ensemble des objets vus séparément sur un grand nombre de pièces ; 4° elles ne peuvent être maniées et déplacées comme il convient pour l'étude, sans se déformer.

3°. Les *pièces artificielles,* qui ont plusieurs des inconvénients du modelage en cire, sont plus propres à donner la connaissance des parties qui entrent dans la structure de l'homme ; cependant, qu'elles soient en bois blanc comme le sujet de Fontana, ou en carton comme celui du docteur Ameline ou de M. Auzoux (1), elles laissent ignorer bien des propriétés qui sont nécessaires pour prendre une idée exacte et complète des parties. En résumé ces trois moyens de communiquer la science ont leur degré d'utilité, mais ils ne peuvent jamais soutenir la comparaison avec la matière propre des organes ; ils pourraient servir à compléter un muséum, mais jamais à le former ; aussi nous contentons-nous de les mentionner ici pour leur assigner un rang.

Les pièces anatomiques qui mettent sous les yeux les organes eux-mêmes sont donc les éléments par excellence pour la formation des collections qui doivent servir à l'étude de l'anatomie normale, de l'anatomie pathologique et de l'histoire naturelle. Mais la préparation et la

---

(1) Les sujets préparés par M. Auzoux sont pourtant propres à faciliter et à répandre l'étude de l'anatomie ; ils sont bien supérieurs aux pièces desséchées. Il serait à désirer que dans tous les amphithéâtres on déposât un de ces sujets.

conservation de ces pièces est une science toute nouvelle ; on n'en doit pas être étonné, malgré l'état avancé de nos connaissances anatomiques, si l'on pense aux difficultés de toute espèce que les préjugés suscitaient à nos prédécesseurs. On dit bien, il est vrai, que Ruysch avait trouvé un moyen de conserver les corps morts avec *toute l'apparence de la vie, sans dessèchement, sans rides, avec un teint fleuri et des membres souples...* Mais ce fait est-il exact? Et ne sommes-nous pas fondés à révoquer en doute de telles assertions, puisqu'aucune collection de pièces anatomiques, préparées par ses procédés, n'est parvenue jusqu'à nous, et qu'aucune explication ne nous les a fait connaître ?

Nous pouvons donc dire que les moyens de préparation et de conservation ne datent guère que du commencement de ce siècle. — Aucun d'eux toutefois n'a eu pour objet la conservation d'un sujet entier : celui qui nous offre le plus de parties réunies dans une même préparation a seulement rapport à l'anatomie proprement dite ; c'est le procédé de l'anglais Swan, donné par lui comme une nouvelle méthode pour faire les préparations anatomiques sèches et leur conserver l'apparence et les avantages des préparations fraîches , sans en avoir les inconvénients ; ce procédé n'est, comme on le verra , qu'une application des découvertes de Chaussier sur les propriétés conservatrices du deuto-chlorure de mercure. Nous le donnons ici, avant de passer en revue les modes de préparation pratiqués pour chaque organe ou chaque tissu.

« Pour décrire la manière de faire ces préparations, je prendrai seulement le bras pour exemple.

» Le membre devra être choisi autant débarrassé de graisse que possible. Une solution de deux onces d'oxi-muriate de mercure dans une demi-pinte d'esprit-de-vin rectifié sera injectée dans les artères, et le lendemain on fera une autre injection avec une pareille quantité d'esprit de vernis blanc, dans lequel on ajoutera un cinquième de vernis de térébenthine et un peu de vermillon. Le membre doit ensuite être placé dans de l'eau chaude, et y rester jusqu'à ce qu'il soit convenablement échauffé pour faire la grosse injection dans les artères, et les veines même, s'il est nécessaire. Si l'on doit injecter les veines, il vaut mieux en faire sortir le sang qu'elles contiennent, avec de l'eau, avant de pousser dans les artères la solution d'oxi-muriate de mercure, parce qu'il revient toujours par les veines quelques portions de cette injection qui coagule tout le sang qu'elles contiennent, et empêche la grosse injection de parvenir dans les plus petites branches.

» Après que le membre a été injecté, on le dissèque. Chaque fois que l'on quitte ce travail, il est bon de couvrir les parties qui ont été mises à découvert avec un linge imbibé d'eau; et lorsqu'on reprend la dissection, on remarque un grand avantage, c'est que les parties injectées avec la solution de sublimé souffrent très-peu d'altération en plusieurs jours, et sont retrouvées dans le même état où on les a laissées, tandis que, par la méthode ordinaire, en un ou deux jours tout est si changé, qu'il y a peu de profit à revoir ce qui a été fait, et si la dissection est longue, on le reconnaît à peine lorsque tout est fini.

» Un autre avantage, c'est que l'on peut disséquer partout, puisque la préparation est sans odeur.

» Lorsque toutes les parties sont à découvert, et que l'on a ôté toute la graisse et le tissu cellulaire, il faut mettre le membre ainsi préparé

dans une solution de deux onces d'oxi-muriate
de mercure dans une pinte d'esprit-de-vin rectifié, et l'y laisser plongé entièrement pendant
une quinzaine de jours au moins , car il ne peut
y rester trop long-temps. Une boîte de chêne
peinte en blanc et vernie est ce qu'il y a de
mieux pour contenir le membre dans la solution ; le couvercle ferme hermétiquement pour
empêcher l'évaporation de l'esprit-de-vin.
— On reti... le membre tous les deux ou trois
jours, et on ôte tout ce qui peut rester de
tissu cellulaire, puis on le remet, en plaçant
la partie qui touchait le fond de la boîte en-
dessus. La meilleure chose pour placer la préparation, lorsqu'on la retire de la solution, est
une auge de boucher qu'on a d'abord bien
huilée, sans quoi ce vase s'imbibe, et il en
résulte une grande perte de la solution. —
Quand le membre est resté assez long-temps
dans la solution, on l'en retire pour le vernir
et le peindre.

» Avant de procéder à ces opérations, le membre
tenu dans l'extension est suspendu et essuyé ,
puis enduit de vernis blanc. Le même jour les
nerfs, les tendons et les expansions tendineuses
doivent aussi être vernis ; ce que l'on répète

tous les jours une fois, pendant trois jours de suite. Le cinquième jour les tendons doivent être recouverts d'une couche de vernis jaune et de peinture blanche mêlés par parties égales ; on recommence cette opération le septième, le huitième et le neuvième jour. On enduit les nerfs aussi souvent qu'il paraît nécessaire, avec un mélange pàr parties égales de peinture blanche et de vernis blanc.

» Aussitôt que les muscles sont devenus raides, ils peuvent être peints, en faisant attention que les nerfs et les tendons ne soient pas touchés par la peinture. A peu près un mois après que le membre a été retiré de la solution, ceux des nerfs et des tendons qui ne sont pas suffisamment pints do i vent être recouverts de peinture et de vernis autant de fois que cela est jugé nécessaire. Mais on laissera toujours un jour d'intervalle entre chaque application de peinture ou de vernis.

» Ce temps de l'opération terminé, on lave les tendons et les nerfs avec de l'huile de lin bouillie en un seul trait, et, cette couche séchée, on en donne une seconde sur tout le membre ; enfin plusieurs couches de vernis copal terminent l'opération. La première couche de vernis copal s'applique sur les artères avec une légère addition de vermillon et de bleu de Prusse pour les veines.

» Pour conserver le foie, il faut injecter d'abord la veine porte et les conduits excréteurs avec de l'esprit de vernis blanc, auquel on ajoute un cinquième de vernis de térébenthine et quelque matière colorante, telle que le rouge de plomb. Puis on fait la grosse injection, après laquelle le foie est mis dans la solution pendant quinze jours au moins ; il n'est pas nécessaire de le chauffer avant de l'injecter. Les ligaments se préparent de la même manière que les tendons.

» Voici la composition des peintures et vernis qui sont employés dans les préparations précédentes :

1°. *Vernis blanc.*

Prenez : baume de Canada ; esprit de térébenthine, de chacun, 5 onces.

Vernis mastic, 2 onces.

Mettez le tout dans une bouteille, et agitez jusqu'à mélange parfait.

2°. *Vernis mastic.*

Prenez : mastic en poudre, 4 onces ; mettez dans une pinte d'esprit de térébenthine.

Agitez tous les jours jusqu'à ce que le mastic soit dissout.

3°. *Vernis jaune.*

Faites infuser une once de gomme-gutte en poudre dans 8 onces d'esprit de térébenthine pendant quinze jours ; puis, avec parties égales de cette liqueur tirée à clair, de baume de Canada et de vernis mastic, on forme le vernis jaune.

4°. *Peinture blanche.*

Trois onces de peinture blanche et une once d'esprit de térébenthn e servent à la former.

5°. *Peinture pour les muscles.*

Elle se fait de laque, de bleu de Prusse et de vernis blanc, auquel on ajoute un quart de vernis de térében-thine.

6°. *Injection rouge.*

♃ Cire, 4 onces.
Vernis copal, $\frac{1}{2}$ once.
Plomb rouge, $\frac{1}{2}$ once.
Vermillon, 2 gros.

Faites fondre ensemble.

7°. *Injection verte.*

♃ Cire, 4 onces
Cendre bleue, $\frac{1}{4}$ once.
Vernis copal, $\frac{1}{2}$ once.

8°. Injection bleue.

Pour la former, il suffit d'ajouter à l'injection verte un demi-gros de bleu de Prusse en poudre.

Les avantages de telles préparations ne répondent en aucune façon aux promesses du titre ; les pièces artificielles de M. Auzoux sont de beaucoup préférables, puisque ses cartons donnent la forme que les pièces anatomiques de Swan ont perdue par la dessiccation.

§ Ier. *Généralités sur les opérations qui précèdent la conservation.*

La dessiccation et l'immersion dans des liquides sont les seuls moyens de conservation.

Le choix des sujets qui doivent servir à ces préparations, dit M. le docteur Patissier, n'est pas une chose indifférente. Les jeunes sujets et les femmes maigres sont préférables pour les pièces de névrologie et d'angéiologie ; les adultes et les vieillards grêles et secs, pour la préparation des os qu'on veut articuler, et qu'on désire avoir à leur plus haut degré de développement; les individus d'une constitution athlétique, pour la préparation des muscles.

Les temps favorables à la préparation et à la conservation des pièces anatomiques sont en général un hiver froid et sec, ou la chaleur ardente de l'été ; plus l'évaporation de l'humidité des matières animales est rapide, plus leur conservation est assurée.

Les moyens de conservation doivent être précédés de quelques opérations, telles que la *dissection*, la *macération*, l'*injection*, les *lavages*, les *corrosions*, la *ligature des vaisseaux*, la *séparation* et la *distension des parties*.

(a) *Dissection*. Elle consiste à dépouiller la partie que l'on veut conserver des tissus et des organes qui lui sont étrangers : si elle a pour objet une préparation de muscles, par exemple, ces organes sont laissés seuls avec leurs insertions aux os, ou bien les vaisseaux, injectés auparavant, conservent leurs rapports avec les muscles et les os.

Toutefois, dans la dissection des parties dures, soit qu'on se propose de suivre des branches de vaisseaux et de nerfs qui pénètrent ou se distribuent dans leur substance, soit qu'on veuille développer et rendre plus apparente leur organisation, il est moins convenable de recourir aux instruments qu'aux ré-

actifs chimiques qui mettent en évidence les
parties qu'on désire connaître. Lorsqu'on a
pour objet la préparation seule des os, l'opération se compose de deux temps, l'*excarna-
tion* et la *dèalbation*, dont les détails seront
présentés à l'article sur le tissu osseux.

(b) *Macérations* et *corrosions*. Ces opérations
sont fréquemment mises en usage par le naturaliste : l'eau, les acides, les alcalis, les huiles
volatiles, etc., servent à produire des effets va-
riés pour la préparation des différents tissus. La
macération des différentes pièces du squelette
s'opère à l'eau. L'emploi des autres liqueurs a
pour objet, en attaquant plusieurs parties
qu'elles dissolvent, d'en ménager d'autres qu'on
cherche à mettre à nu.

Ainsi, pour absorber les graisses qui suintent des squelettes de certains poissons ou d'os
dont la macération n'a pu bien s'établir, il est
utile de tremper la pièce dans une pâte d'alumine marneuse, qu'on met alternativement
sécher au soleil et ramollir, afin de faire absorber par l'argile les huiles fétides dont les os
sont imprégnés.

Pour dissoudre les graisses dont certaines
parties se couvrent quelque temps après leur

préparation, comme cela arrive à quelques squelettes naturels, il faut souvent faire tremper la pièce dans une liqueur alcaline, ou bien la laisser macérer pendant quelques semaines dans une huile volatile très-pénétrante. Ce n'est qu'à l'aide de ces procédés qu'on parvient à suivre les nerfs de l'encéphale dans plusieurs cétacés, quoique ces parties présentent chez ces animaux des dispositions extrêmement singulières.

C'est dans le même but qu'on doit faire macérer, soit dans l'eau élevée à un certain degré de température, soit dans des liqueurs acides, les tissus durs dans l'intérieur desquels on se propose de mettre à nu certaines parties. Ainsi les nerfs et les vaisseaux de la racine des ongles, des cornes, de la peau, ne peuvent être bien mis à découvert que par ce procédé. Les canaux qui traversent certains os ne peuvent, comme nous l'avons déjà indiqué, être suivis avec facilité qu'autant que la pièce a séjourné dans une liqueur acide pendant un temps plus ou moins considérable.

Les macérations dans les liqueurs alcalines et éthérées sont encore du plus grand secours, ainsi que l'ont prouvé les recherches si heureusement conçues et exécutées par Bichat.

Enfin, les corrosions sont indispensables pour nettoyer les pièces injectées dont on veut enlever le parenchyme, et dont on ne désire conserver, pour ainsi dire, que la matrice formée par le canevas intérieur du tissu vasculaire.

Voici quels soins elles exigent :

La partie injectée est abandonnée pendant deux ou trois jours dans un vase rempli d'eau pure, qu'on a l'attention de renouveler, afin de la faire mieux dégorger du sang qu'elle peut contenir. On la place ensuite solidement sur un morceau de cire fixé au fond d'un vase de porcelaine, percé latéralement à son fond, afin de pouvoir décanter la liqueur qu'on doit y verser sans déranger les pièces de leur position. Cette liqueur corrosive est de l'acide muriatique ou esprit de sel ; on peut aussi employer, pour le même usage, l'eau-forte des graveurs ou l'acide nitrique.

La première fois, on laisse la pièce deux ou trois heures dans cet acide. On décante ensuite et on fait passer à sa place une même quantité d'eau qu'on laisse couler en filet. On laisse cette eau cinq à huit jours, selon la saison, jusqu'au moment où l'eau est couverte d'écume et que la pièce commence à devenir cotonneuse à sa surface; on décante une seconde fois et on place le pot sous le robinet d'une fontaine dont on laisse échapper un petit filet d'eau qui emporte lentement et sans secousse les parties qui se sont détachées. Lorsqu'on remarque que le lavage n'emporte plus de matière animale, on verse de l'acide dans le pot, dont on a rebouché la canelle avec un bouchon de verre ou de porcelaine chauffé et enduit de cire. On répète ce procédé tous les quatre à huit jours, jusqu'à ce que les tuniques des vaisseaux soient tout-à-fait détruites, et que la matière de l'injection se montre à nu de toute part (1).

(c) *Injections*. Elles sont *évacuatives, réplétives, anti-septiques*, ou *conservatrices*. Les premières ont pour objet, comme leur nom l'indique, de débarrasser les vaisseaux ou les organes creux des matières et des fluides qui les

____

(1) Ces détails sur la macération et les corrosions sont extraits d'un travail plein d'intérêt de M. le professeur Duméril : *Essai sur les moyens de perfectionner et d'étendre l'art de l'anatomiste.* — (Paris, 1803).

remplissent ; elles sont faites avec l'eau, avec les acides très-affaiblis, avec l'alcool étendu, etc. Ainsi, il est bon de pousser de l'eau ou de l'alcool dans les vaisseaux sanguins pour les préparer à recevoir l'injection réplétive ou l'injection conservatrice. Les secondes sont ou définitives ou temporaires.

Les substances qu'on emploie dans ces injections sont des véhicules ou des matières colorantes. La nature des véhicules détermine celle des couleurs, qui doivent être, autant que possible, analogues à celles des humeurs que contenaient les vaisseaux dans l'état de vie.

On emploie rarement pour véhicules les fluides qui restent toujours tels ; car les pièces ainsi injectées ne peuvent être disséquées, et elles laissent, en outre, déposer à la longue les matières colorantes qu'elles tenaient en suspension.

Les liquides chargés de colle ou de gélatine, dont on se sert dans les injections ordinaires, ont l'inconvénient de ne point être également solidifiables aux divers degrés de température, ou de se prendre trop rapidement en gelée par le refroidissement. Elles sont faites avec les colles du commerce, soit simples, soit mélangées avec des matières gommeuses ou sucrées ; on fait usage ordinairement de celle dite de Flandre, quoiqu'on la fabrique à Paris, et de celle qu'on appelle colle à bouche, qui n'en diffère que parce qu'elle contient un peu de gomme et de matière sucrée.

Celle qui réussit le mieux, parce qu'elle se fond à la chaleur de la main et que cependant elle se coagule à une température de 25 ou 26 degrés du thermomètre de Réaumur, qui est un des plus forts points auquel s'élève notre atmosphère, est faite avec les membranes de poissons ou l'icthyocolle. On en fait fondre une once au bain-marie dans le double de son poids d'eau, et on l'étend ensuite dans deux onces d'alcool qu'on a fait tiédir auparavant.

Dans ces sortes d'injections gélatineuses on a beaucoup de choix pour les matières colorantes. Toutes celles qui sont broyées à la gomme, et dont on se sert dans la peinture en miniature et à la gouache, peuvent être employées ; elles y restent très-bien suspendues.

On peut user alors avec avantage, pour les artères, des bâtons de carmin de Delafosse et des laques carminées de Hubert ; pour les vei-

nes, du bleu de Prusse broyé au vinaigre, et
du blanc de zinc d'Antheaume ou de celui d'é-
cailles d'huîtres bien porphyrisé, car la couleur des oxides métalliques est sujette à changer dans les matières animales; elles ont, en
outre, l'inconvénient de se précipiter par le
repos avant que le véhicule soit refroidi, et
elles obstruent ainsi les plus petits vaisseaux.

Les liqueurs qui peuvent devenir solides par
l'effet de certains réactifs offrent aussi quelque
avantage. C'est ainsi qu'il est bon de faire tremper un jour ou deux dans la dissolution de
noix de galle ou de tannin, les pièces injectées
avec la gélatine, quand on veut les conserver
desséchées. Dans les injections partielles de
vaisseaux lymphatiques et particulièrement
des chylifères, on peut se servir du lait de va-
che ou de chèvre. Lorsqu'après avoir lié le canal thoracique on a fait pénétrer le lait par
tous les vaisseaux dans lesquels on a pu introduire le bec d'une seringue de verre ou de celle
qui sert à l'injection des points lacrymaux, on
verse sur la surface de la partie injectée du vinaigre fort ou un acide affaibli qui fait con-
créter la partie caséeuse du lait, de manière
qu'alors les vaisseaux chylifères se trouvent

remplis par un solide blanc, mais flexible (1).

Les injections les plus ordinaires, les plus solides et les plus commodes, se font avec des matières grasses et résineuses. On emploie principalement les huiles volatiles, les baumes, les résines dissoutes dans l'alcool, les graisses, la cire et les huiles fixes le plus ordinairement. On combine ces diverses substances, on en varie la composition suivant la nature des injections qu'on veut préparer, et surtout selon la manière dont on se propose de les conserver.

La nature et la préparation des matières colorantes doivent aussi varier selon l'espèce de véhicule gras dont on fait usage.

Les huiles volatiles étant à peu près aussi pénétrantes les unes que les autres, on emploie le plus généralement celle de térébenthine, qui coûte moins cher. Cependant, pour les petites pièces, on préfère, à cause de l'odeur, celle de citron, ou celle d'une sorte de lavande (aspic des boutiques), qui ne sont pas non plus très-

____

(1) On peut voir dans la collection d'anatomie comparée du Muséum d'Histoire Naturelle quelques pièces préparées par ce procédé.

dispendieuses. Quand on veut injecter uniquement avec l'une de ces huiles, ce qui fait une matière liquide extrêmement pénétrante, après avoir dissous une matière colorante préalablement broyée à l'huile fixe, on fait chauffer légèrement le mélange. On emploie ordinairement cette liqueur pour rendre sensibles les petits vaisseaux des membranes qu'on ne doit point disséquer, mais bien conserver dans leur intégrité. Si l'on voulait injecter le gros tronc vasculaire qui fournit à ces membranes, on pousserait, sur la fin de l'opération, un peu de vernis à l'essence qu'on aurait chargé de beaucoup de résine, et, avant de faire sécher la pièce, on la mettrait tremper un jour ou deux dans une dissolution aqueuse de muriate suroxigéné de mercure (deuto-chlorure de mercure), d'après le procédé de Chaussier.

Les matières avec lesquelles on peut colorer les huiles volatiles doivent être auparavant broyées avec le plus grand soin. Il est facile de se procurer de celles qui sont préparées à l'huile de noix et qu'on vend dans de petites vessies pour être employées sur les palettes. Les couleurs ainsi préparées et amalgamées intimement avec les huiles fixes, restent beaucoup mieux suspendues ; les oxides les plus pesants, même ceux de plomb et de mercure, ne sont point sujets alors à faire de dépôts.

Les résines dissoutes dans l'esprit-de-vin se vendent aussi à la pinte et toutes préparées, sous le nom de vernis, qui en général sont peu coûteux. Ceux que l'anatomiste peut détourner de l'usage des arts ordinaires au profit du sien sont employés principalement dans les pièces qu'on veut conserver desséchées. On réussit parfaitement avec les vernis qu'on nomme dans les boutiques *gras*, *roux-à-bois*, à la *copale*, et avec quelques autres qui restent long-temps flexibles. Ces liqueurs sont difficiles à colorer ; il faut, pour la première, faire broyer la substance colorante avec l'essence, et pour les autres avec de l'alcool, et les incorporer de suite aux vernis après les avoir fait légérement chauffer. Les laques carminées, ainsi suspendues dans le vernis gras, font absolument l'effet du sang artériel : cette couleur se conserve très-bien, et avec de semblables injections il est absolument inutile de peindre la surface des artères.

Le mélange de graisse de mouton ou de suif, de cire blanche ou jaune, et d'huiles fixes d'o-

lives, de noix ou de lin, font la matière des injections les plus ordinaires, même de celles qui
sont destinées aux corrosions. Les différents
degrés de solidité ou de mollesse sont déterminés par les proportions calculées de la cire et
de l'huile, et par l'amalgame des matières résineuses et colorantes.

En général, dans ces sortes d'injections, on
introduit auparavant, avec beaucoup de succès, une petite quantité d'huile volatile étendue dans la matière grasse qui doit servir à
remplir les vaisseaux; par ce procédé prélimi-
naire on chasse en avant et dans les plus petites
ramifications une liqueur plus fluide, plus pénétrante, plus colorée, et susceptible de se refroidir beaucoup plus lentement.

Je transcrirais bien ici plusieurs recettes
propres à indiquer la proportion des matières
grasses entre elles; mais la saison dans laquelle
on prépare les pièces, la nature des ingrédients
qu'on emploie, font varier les quantités propor-
tionnelles, de manière à ne pouvoir donner que
des aperçus pour obtenir une matière qu'on
rend plus solide ou plus fluide après l'avoir es-
sayée par quelques gouttes qu'on fait refroidir
à part. Voici cependant une de ces recettes :

♃ De suif en branche, 5 parties.

 De poix de Bourgogne, 2.

 D'huile d'olives ou de noix, 2.

 De térébenthine liquide et de matière colorante dissoute dans l'huile volatile, 1.

On ne doit mêler cette dernière partie que lorsque la liqueur est bien fondue et prête à mettre dans la seringue ; car la chaleur fait volatiliser les huiles volatiles, qui se dégagent sous forme de gaz, et font occuper à la masse un très-grand volume.

On peut aussi employer, comme matière d'injection, le caout-chouc ou gomme élastique dissous, mais susceptible de se prendre en gelée en perdant un peu de son véhicule par la dessiccation. Après avoir laissé cette matière dans un lieu humide, et l'avoir bien lavée pour la débarrasser de la matière argileuse qui l'imprègne ordinairement, on la dissout dans les huiles volatiles en la faisant chauffer au bain-marie, et sur un feu très-doux dans un matras à long col. On ajoute petit à petit la quantité d'huile nécessaire pour donner à la masse beaucoup de fluidité, et on y incorpore les matières colorantes, mais que l'on a broyées d'avance avec une huile volatile. On pourrait aussi dissoudre la gomme élastique dans l'éther : mais ce procédé est trop dispendieux ; et comme matière d'injection, cette liqueur n'est point préférable à l'autre. Les injections élastiques ne sont avantageuses que dans la préparation de parties sur lesquelles on ne doit pas porter d'instruments tranchants, et auxquelles on désire faire conserver une certaine souplesse, comme dans l'injection des cotylédons ou du placenta dans la femme. Cette liqueur, il faut l'avouer, a le grand inconvénient de porter long-temps de l'odeur, de reprendre très-difficilement de la solidité, et de rendre les pièces poissantes et rebelles au vernis, qu'elles font charger de poussière.

Il est certains organes qu'on peut injecter avec des matières solides, pour obtenir en un relief résistant, mais grossier, les formes des cavités intérieures. Telle est l'injection avec la matière qui forme la pâte des stucs ou du plâtre fin délayé dans une eau gélatineuse, qui donne à ce sel une plus grande solidité quand il a pris sa consistance. On emploie avec avantage cette matière grossière pour rendre plus solides les membranes de certaines cavités dans l'épaisseur desquelles on veut rechercher les nerfs. La cire pure ne présente pas le même avantage, parce qu'elle exige plus de chaleur, et qu'elle éprouve un plus grand retrait par le refroidissement, quoiqu'elle convienne davantage dans le cas où l'on se propose de faire corroder par les acides toutes les parties charnues ou osseuses, afin de connaître la véritable forme de leur capacité intérieure; enfin l'alliage fusible de Darcet est employé dans des circonstances différentes, mais il n'est pas plus utile (1).

Les injections conservatrices dont on peut aussi faire l'application aux vaisseaux et aux organes creux se composent des matières auxquelles on suppose des propriétés propres à conserver les tissus : telles sont les solutions salines mercurielles, arsénicales, ferrugineuses, etc., et différentes liqueurs aromatiques et spiritueuses.

(d) *Lavages.* Ils varient selon le but qu'on se propose : acides, ils servent à donner de la blancheur à certains tissus et de la résistance à d'autres; alcalins, ils nettoient les pièces, leur enlèvent le mucilage et les débarrassent de la graisse diffluente qui les recouvre. En un

---

(1) M. Duméril (*ouvrage cité*).

mot, l'action des liquides aqueux, huileux, alcalins, salins, acides, alcooliques, est nécessaire, avant la dissection comme après, pour conserver des pièces.

Lorsqu'on laisse ces pièces plus ou moins long-temps dans de l'eau, elles subissent ce qu'on appelle le *dégorgement :* le bain doit être renouvelé jusqu'à ce qu'il ne se charge plus d'aucune matière colorante.

Le *dégraissage* rentre dans la dissection, dans la macération et le lavage.

(e) *Ligature des vaisseaux.* Elle se pratique avec une soie plate ou très-peu tordue, pendant la dissection ou immédiatement après, à l'extrémité des vaisseaux qui contiennent l'injection : elle est nécessaire pour empêcher la matière injectée de sortir des vaisseaux.

(f) *Séparation et distension des parties.* Elles offrent toutes les faces des pièces préparées aux agents de conservation qui doivent leur être appliqués, elles les soutiennent et les préservent de toute déformation. D'ailleurs on sent bien que les moyens de séparation et de distension doivent varier selon la forme des organes; l'air atmosphérique insufflé suffit pour les organes creux et peu épais, l'estomac, les intestins, la vessie, etc. Dans d'autres circonstances la laine, le crin, le coton, le plâtre, etc., conviennent mieux.

§ II. *Moyens de conservation.*

Les moyens de conservation peuvent se ranger sous deux chefs principaux, comme nous l'avons dit, suivant que l'anatomiste veut abandonner à l'air libre les pièces préparées, ou selon qu'il veut les préserver des insectes et les rendre plus transparentes à l'aide de certaines liqueurs dans lesquelles il les tient continuellement plongées.

Conservation par la dessiccation. Lorsqu'elle s'applique aux parties molles, elle n'est utile que pour l'anatomie proprement dite et l'histoire naturelle; car elle ne peut être employée pour les pièces d'anatomie pathologique.

La dessiccation est précédée d'une immersion plus ou moins prolongée, selon l'épaisseur des organes, dans des dissolutions acides ou salines, etc.; celle qui présente le plus d'avantages pour les nerfs, selon M. Duméril, est l'acide nitrique étendu :

« Les sels, qu'on emploie ordinairement,

présentent quelques inconvénients. Le muriate sur-oxigéné de mercure (sublimé corrosif) racornit trop, et fait resserrer les parties sur elles-mêmes ; le sulfate d'alumine triple (l'alun) se cristallise souvent dans la dessiccation , et produit dans l'intérieur de la pièce, qui devrait être pellucide, des végétations salines, qui non-seulement soulèvent les lames organiques et rendent souvent sa surface comme tuberculeuse , mais encore qui privent la partie de la transparence nécessaire pour en faire voir la texture; le muriate de soude (sel de cuisine blanc) attire l'humidité de l'air, et fait ainsi écailler le vernis, qui ne peut avoir de prise sur la pièce. L'acide nitrique (eau-forte) étendu d'eau , dont on lave les parties , ne les expose point à ces inconvénients : la pièce conserve à la vérité un certain état de souplesse ; elle jaunit un peu, mais elle n'est jamais humide.

Les nombreux moyens dont on use pour disposer les pièces à la dessiccation peuvent être rapportés à quatre séries :

L'alcool rectifié, si l'on n'a pas égard à la dépense, est préférable à tous les autres; son affinité pour l'eau lui donne la propriété d'absorber l'humidité des pièces d'anatomie.

Le deuto-chlorure de mercure, le proto-nitrate de la même base, les dissolutions d'acétate de plomb et de proto-nitrate méritent la préférence parmi les substances métalliques.

Le sel marin et l'alun sont à peu près les seuls parmi les sels terreux qui aient été employés pour cet objet. M. Breschet veut que, selon la méthode suivie par les hongroyeurs, on fasse séjourner la pièce pendant plusieurs jours dans le sel marin en poudre, pour l'immerger ensuite dans une forte dissolution d'alun, où elle demeure une quinzaine de jours : on l'en extrait pour la faire sécher.

Enfin le tannage est encore un moyen préparatoire pour la dessiccation.

Dessiccation. On peut, dit M. le docteur Patissier, dessécher les pièces à l'air libre, dans une étuve, dans le vide, et en employant des substances très-avides d'eau, et dans un bain de sable ou de poudres absorbantes ; mais la dessiccation au moyen de l'étuve est le meilleur procédé. La chaleur de l'étuve ne doit être ni trop faible ni trop forte : la température convenable est celle de 45° à 55° centigrades.

Lorsque les pièces ont été desséchées par l'un des procédés que nous venons de faire

connaître, si elles étaient abandonnées à elles-
mêmes, elles seraient altérées en peu de temps
par l'humidité et les insectes. — Il reste donc
un soin à prendre avant de les déposer dans la
collection, c'est de les laver avec un liquide qui
contienne une préparation arsénicale ou du sublimé, ou mieux de leur appliquer un vernis
renfermant l'une ou l'autre de ces substances.
Nous ne reviendrons pas ici sur la composition des vernis; nous en avons donné plusieurs
formules en parlant de la méthode de Swan,
et nous aurons occasion d'en parler de nouveau
en passant en revue les différents modes de préparation des naturalistes.

Conservation dans les liquides. On conserve
aussi, et avec beaucoup plus d'avantage, les pièces d'anatomie dans les liquides. Nous allons
considérer ici les acides ou les eaux acidulées,
les alcalis, les sels, les huiles et les liqueurs spiritueuses ou alcooliques; nous exposerons leurs
avantages dans certaines circonstances, leurs
inconvénients dans d'autres.

Quand on emploie les acides pour conserver
les pièces d'anatomie dans leur état naturel de
souplesse, on a la précaution de les étendre
dans une assez grande quantité d'eau, afin

15

qu'ils ne puissent pas corroder les parties ni les racornir. En général, il est avantageux de les faire séjourner dans un acide très-faible pendant les premiers jours, et de ne les placer dans la liqueur préparée que lorsqu'elles ne font plus de dépôt. Les inconvénients de l'acide muriatique sont de rendre la surface des pièces comme gélatineuse, gluante et transparente ; de l'acide nitrique, de les jaunir et de les resserrer ; de l'acide sulfurique, de les blanchir. Tous ces acides décomposent les parties lorsqu'ils ne sont pas assez étendus d'eau ; ils laissent pourrir ou laissent geler la liqueur, et font casser les vases quand ils sont trop faibles. Les proportions sont dictées par l'expérience, et dépendent de la nature de la pièce qu'on se propose de conserver. Ce sont particulièrement les pièces qui sont chargées de graisse qui se conservent le mieux dans les liqueurs acides.

On fait, en général, peu d'usage des liqueurs qui tiennent les alcalis en dissolution : on préfère les carbonates du commerce, et on s'en sert avec avantage dans les circonstances où l'on est forcé de conserver encore plusieurs jours, avant de les disséquer, des parties animales qui commencent à se corrompre.

Les sels qui proviennent de la combinaison des acides avec les terres, les alcalis ou les métaux, peuvent être employés comme les acides purs étendus d'eau. Ils ne sont pas sujets aux mêmes inconvénients. Le nitrate de potasse, le muriate d'ammoniaque, ceux de chaux et de soude, sont-très propres à conserver des pièces de myologie; ils semblent même relever la couleur rouge des muscles, lorsque les dissolutions de ces sels sont très-saturées : mais alors elles sont sujettes, les unes, à se liquéfier, les autres, à s'effleurir ou à se cristalliser sur les parois des bocaux et à la surface même des parties; ce qui est un grand inconvénient pour les pièces que l'on veut mettre en exposition.

La dissolution de sulfate d'alumine triple (alun du commerce) est employée avec les mêmes avantages; elle est cependant, il faut l'avouer, plus propre à la conservation des parties membraneuses qu'on a eu d'abord l'attention de faire long-temps macérer. En général, cette liqueur décolore les parties et laisse déposer, à la longue, sur les parois des bocaux et à la surface des pièces qu'elle blanchit, la matière terreuse blanche dont elle est chargée; ce qui est un grand inconvénient et ce qui exige beaucoup de soin dans les temps où l'atmosphère se refroidit tout-à-coup.

Chaussier a proposé, dans ces derniers temps, la dissolution du muriate suroxigéné de mercure (deuto-chlorure de mercure) dans l'eau distillée. Cette liqueur est très-avantageuse, mais elle blanchit la surface des pièces, surtout les muscles ; elle les racornit et attaque les instruments qu'on y plonge lorsqu'on veut faire de nouvelles recherches sur des parties déjà préparées. Cette découverte est cependant très-précieuse pour obtenir des momifications de certaines parties qu'on veut conserver ensuite à l'air libre. Pour obtenir une solution toujours également saturée, Chaussier (1) a conseillé de tenir au fond de la liqueur deux ou trois nouets de linge fin qui contiennent une certaine quantité de ce sel métallique, afin que la saturation soit toujours complète.

En général, nous le répétons, ces liqueurs conservatrices ont le grand inconvénient de laisser suspendues, après les gelées, les matières albumineuses que le refroidissement a fait

---

(1) Voyez *Bulletin des Sciences*, par la Société Philo-mathique, tom. III, sixième année, n° 3.

précipiter; de sorte que le fluide du vase qui contient les préparations devient trouble et ne laisse plus apercevoir les objets. En outre, la liqueur se gèle et fait casser les bocaux lorsque la température est très-basse.

Les huiles volatiles, quel que soit le végétal dont on les ait extraites, sont très-propres à conserver les pièces d'anatomie. Elles perdent à la longue, il est vrai, leur transparence; elles s'épaississent, laissent tomber au fond du vase qui les contient les fluides animaux qui suintent des pièces, ce qui les expose à se corrompre. Mais tous ces changements sont sensibles à l'œil, et le défaut est facile à réparer lorsqu'on s'en aperçoit à temps pour renouveler la liqueur, qu'on peut ensuite faire distiller de nouveau.

Il ne faut jamais employer ces liquides pour conserver les parties chargées de graisse, car elles les dissolvent à la longue et les pénètrent entièrement en changeant leur forme, leur couleur.

On emploie les huiles volatiles, et surtout celle de térébenthine, qui est à meilleur compte, pour conserver avec le plus grand succès certaines injections dont les véhicules seraient solubles dans l'alcool, et toutes les pièces dont les vaisseaux ont été pénétrés par une gélatine colorée ; enfin, on se sert de ces huiles dans tous les cas où l'on veut conserver la transparence de certaines membranes qu'on a fait dessécher auparavant.

Les liqueurs alcooliques sont celles qu'on emploie le plus ordinairement dans la conservation des substances animales. Si elles coûtent davantage, elles sont sujettes à de moindres inconvénients. Les eaux-de-vie, le rhum, le tafia, sont colorés par une partie résineuse qui trouble leur transparence, et qui est sujette à former des dépôts. On préfère aujourd'hui l'alcool de cerises, de grain, de cidre ou de vin, qu'on se procure bien rectifié et transparent, et qu'on affaiblit ensuite en l'allongeant avec de l'eau distillée, de manière à obtenir de l'alcool bien limpide, marquant de vingt-deux à trente degrés à l'aréomètre de Baumé.

On employait encore, il y a quelques années, de l'alcool dans lequel on avait fait dissoudre certaines résines transparentes ou incolores, comme le camphre ; mais on a reconnu depuis que les substances animales qui ont séjourné dans ces liqueurs y ont contracté une odeur si désagréable et si nauséabonde, qu'il est très-pénible de les tenir long-temps à nu pour les travailler : c'est pourquoi on préfère l'alcool pur.

Cependant, quand on veut conserver des préparations de nerfs, il est bon de verser quelques gouttes d'acide muriatique dans le bocal qui renferme l'esprit-de-vin. Ce mélange blanchit et rend beaucoup plus sensibles les fibres nerveuses sur lesquelles l'acide semble agir plus spécialement. On a réussi aussi quelquefois à enlever la teinte jaune que les pièces prennent à la longue dans l'alcool, en versant quelques gouttes d'acide muriatique dans le bocal qui les contient. Cette précaution change quelquefois tout-à-fait l'aspect des pièces.

Nous avons choisi ce passage de la brochure de M. Duméril, parce qu'il donne assez exactement tous les liquides employés par les préparateurs, et qu'il signale une partie des inconvénients que nous leur avons reconnus.

Nous verrons jusqu'à quel point les additions plus récentes faites à l'alcool du sublimé, de l'hydrochlorate de soude (chlorure de sodium), de l'hydrochlorate d'ammoniaque, du muriate et du nitrate d'alumine, peuvent satisfaire aux besoins du collecteur de pièces d'anatomie pathologique.

Avant de nous livrer à cet examen critique, il nous reste à faire connaître les procédés employés par les naturalistes pour la conservation des différentes espèces d'animaux. L'excellent manuel de M. Boitard, si utile pour les préparateurs, nous les fournira.

Moyens de préservation et de conservation pratiqués par les naturalistes. Le savon de Bécœur jouit auprès des naturalistes d'une grande réputation comme préservatif. C'est donc ce préservatif que nous devons recommander comme le plus éprouvé par l'expérience : en voici la recette :

> Arsenic pulvérisé, 2 livres.
> Sel de tartre, 12 onces.
> Camphre, 5 onces.
> Savon blanc, 2 livres.
> Chaux en poudre, 8 onces.

Dans l'origine on indiquait quatre onces de chaux, et nous avons conseillé cette dose dans notre première édition; mais on a reconnu depuis qu'en la doublant, le préservatif était moins pâteux et moins difficile à employer, plus abondant et tout aussi bon.

M. Simon compose ainsi le préservatif, mais il y ajoute une certaine quantité de sublimé corrosif et de camphre dissous dans de l'esprit-de-vin. Le camphre ainsi incorporé au préservatif ne se volatilise pas aussi aisément que lorsqu'on l'y met en poudre.

Lorsqu'on veut s'en servir, on en met la quantité suffisante dans un petit vase, et, à l'aide d'un pinceau de crin, on le délaie dans l'eau; puis, avec le même pinceau, on l'étend sur la partie que l'on veut préserver.

Quelques naturalistes, effrayés du danger que présente l'usage journalier de l'arsenic, ont essayé de remplacer ce préservatif par une autre composition, mais ils n'ont jamais pu réussir à en obtenir un résultat aussi avantageux; cependant, pour rendre notre ouvrage aussi complet que nous l'avons promis, et pour faciliter de nouvelles recherches, nous croyons devoir indiquer ici les différents procédés qu'ils ont imaginés tour-à-tour.

Dans mon Cabinet d'Histoire naturelle, j'indique, sous le nom de *pommade savonneuse*, la composition suivante :

Savon blanc, 1 livre.
Potasse, $\frac{1}{2}$ livre.

Alun en poudre, 4 onces.
Eau commune, 2 livres.
Huile de pétrole, 4 onces.
Camphre, 4 onces.

M. Mouton de Fontenille propose une liqueur tannante composée ainsi qu'il suit :

Quinquina, 1 once.
Écorce de grenade, 1 once.
Écorce de chêne, 1 once.
Racine de gentiane, 1 once.
Absinthe, 1 once.
Tabac, 1 once.
Alun en poudre, 1 once.
Eau commune, 2 livres.

On fait bouillir le tout, excepté l'alun, que l'on ne met dans la liqueur que lorsqu'on la retire de dessus le feu ; on la met dans une bouteille que l'on bouche bien, et l'on s'en sert au besoin.

Voici la manière dont M. Mouton se sert de sa liqueur : lorsqu'un animal est écorché, on dégraisse sa peau le mieux possible, puis, avec un pinceau, on l'humecte à l'intérieur avec la liqueur tannante jusqu'à ce qu'elle en soit parfaitement imbibée ; si c'est une peau sèche, on l'humecte de la même manière jusqu'à ce qu'elle soit ramollie.

Un auteur a recommandé, sous le nom de *poudre antiseptique*, une poudre composée comme il suit :

> Arsenic, 1 livre.
> Alun calciné, 1 livre $\frac{1}{2}$.
> Sel marin purifié, $\frac{1}{2}$ livre.

le tout réduit en poudre fine et bien mélangé.

Nous ne conseillons jamais de se servir d'arsénic en poudre, parce qu'en se volatilisant il peut pénétrer dans les poumons et y causer des ravages mortels.

Le préparateur Nicolas recommande, dans de certains cas, une composition que nous croyons devoir mentionner, non pas pour conseiller d'en faire usage, mais au contraire pour la signaler comme devant être rejetée, par la raison que, loin d'éloigner les insectes, elle doit les attirer ; il la nomme *pâte gommeuse*.

> Coloquinte, 2 onces.
> Gomme arabique, 4 onces.
> Amidon, 6 onces.
> Coton haché menu, 1 once.

D'autres préparateurs, sans passer aucun préservatif sur la peau, se contentaient de la saupoudrer avec une poudre ainsi préparée:

> Alun calciné, 3 onces.
> Fleur de soufre, 1 once.
> Poivre noir, $\frac{1}{2}$ once.
> Tabac en poudre, $\frac{1}{2}$ once.
> Sabine en poudre, $\frac{1}{2}$ once.
> Camphre en poudre, 3 gros.

le tout pulvérisé très-fin, et parfaitement mélangé.

Quelques amateurs se sont contentés de passer, sur l'intérieur des peaux qu'ils voulaient conserver, une bonne couche de suif fondu et mélangé à une petite quantité de sublimé corrosif; il paraît qu'ils en ont obtenu des résultats assez avantageux, qui devraient déterminer à faire quelques nouvelles expériences. On a sans doute remarqué que le suif n'est jamais attaqué par les insectes; peut-être que, si on le combinait avec quelque matière minérale moins dangereuse que le sublimé, on en obtiendrait un résultat aussi satisfaisant que du savon arsénical de M. Bécœur.

Tels sont les préservatifs qui ont été employés en France, mais qui n'ont pas, à beaucoup près, l'efficacité du savon arsénical de Bécœur. Il paraît que les Allemands en emploient d'autres auxquels ils attribuent les mêmes qualités, ce qui nous paraît fort douteux. Dans tous les cas, nous allons les mentionner.

Naumann, d'abord, donne une méthode qui nous paraît vicieuse, quoiqu'il invoque en sa faveur sa propre expérience. Après avoir dit que le meilleur moyen de conservation est de renfermer hermétiquement les animaux empaillés dans des boîtes, il ajoute : « Je ne fais, pour toutes les peaux qui doivent voyager dans des caisses, autre chose que de les saupoudrer avec la composition suivante :

2 parties de chaux décomposée à l'air et tamisée fin ;
1 partie de tabac de Saxe aussi tamisé. »

Hoffmann approuve et conseille la poudre suivante :

Sel amoniac, 1 once.
Alun calciné, $\frac{1}{2}$ once.
Tabac de Saxe, 3 onces.
Aloès, 1 drachme.

Le bibliothécaire de Jéna, M. Théodore Thon, propose la poudre suivante comme meilleure pour préserver les animaux à l'air.

> Cobalt, 1 once.
> Alun, 2 onces.

On pulvérise ces deux matières et on les mêle bien. Avant d'employer cette poudre, on donne une couche d'huile de pin (essence de térében-thine) , afin qu'elle prenne mieux sur l'inté-rieur des peaux. Si ces dernières sont très-grasses, on ajoute à la poudre une once et demie de chaux décomposée au grand air et tamisée.

Parmi les préservatifs que ce naturaliste a cherchés , s'en trouve un fort simple, et qu'il dit très-bon pour les mammifères. En voici la composition :

> Cobalt en poudre très-fine , 4 onces.
> Alun , 4 onces.

Le même naturaliste enseigne une autre composition qu'il donne aussi pour fort bonne, et dont je crois qu'il serait utile de faire l'essai pour les grands animaux qui exigent une grande dépense en savon arsénical. On fait fondre du bitume, le plus gras possible, dans une forte solution d'eau et de savon, jusqu'à ce que le tout forme une sorte de bouillon clair. On enduit l'intérieur des peaux de ce mélange qui coûte très-peu.

Des préservatifs en liqueurs.

Les liqueurs s'emploient en bains, en lavage, en friction, en injection, et enfin en bain permanent dans lequel de certains objets doivent toujours rester, Nous allons traiter de ces quatre méthodes de conservation.

Du bain.

Dans beaucoup d'animaux, et particulièrement dans les mammifères, la peau a une telle épaisseur, un tel degré de densité, que le savon arsénical ne pourrait la pénétrer assez pour la préserver parfaitement ; c'est alors que le bain devient une opération indispensable. En pénétrant la peau qu'on y laisse macérer plus ou moins long-temps, il introduit dans tous ses pores les molécules de préservatif dont il est saturé, et la garantit pour toujours de l'attaque des insectes.

Voici la composition du bain employé par les naturalistes-préparateurs de Paris :

Eau commune, 5 pintes.
Alun, 1 livre.
Sel marin, $\frac{1}{2}$ livre.

On fait bouillir ce mélange jusqu'à ce que tout soit entièrement dissous, et, lorsque la liqueur est refroidie, on y plonge les peaux. Celles de la grandeur d'un lièvre, ou à peu près, n'ont besoin d'y séjourner que vingt-quatre heures ; celles des grands animaux y macéreront plus ou moins long-temps, selon leur grosseur : huit ou quinze jours ne seraient pas trop pour un buffle ou un zèbre.

Au Muséum d'Histoire naturelle de Paris, on se sert très-rarement de cette composition ; on se contente de faire macérer les peaux dans de l'esprit-de-vin que l'on conserve dans des tonneaux faits exprès. Sans chercher à critiquer cette méthode, qui peut avoir ses avantages, nous pensons que l'on pourrait peut-être, sous ce rapport, imiter les préparateurs anglais, et ajouter, comme eux, une petite quantité de sublimé corrosif en dissolution dans l'esprit-de-vin.

Cependant, comme nous devons faire preuve d'impartialité, nous pensons que nous devons montrer ici le danger qu'offre l'emploi de ce

terrible minéral, tant vanté par sir Smith, président de la Société Linnéenne de Londres.
Lorsque l'on veut remonter une pièce préparée
au sublimé, soit qu'il ait été employé en poudre
ou en dissolution, en débourrant l'animal il
s'élève une poussière qui pénètre dans les narines, et peut causer des accidents graves. L'arsenic, quoique beaucoup moins énergique, n'est
pas même à l'abri de cet inconvénient. Aussi
n'est-ce jamais qu'avec beaucoup de précaution
que les préparateurs doivent débourrer les objets en peaux qu'ils reçoivent des pays étrangers, et dont ils ignorent la préparation.

Passons maintenant aux autres préservatifs
en liqueur, moins généralement employés aujourd'hui, quoique cependant quelques-uns
pourraient être fort utiles. Voici la liqueur tannante que j'ai proposée dans le Cabinet d'Histoire naturelle :

> Tan ou écorce de chêne, 1 livre.
> Alun en poudre, 4 onces.
> Eau commune, 20 livres.

Un ancien auteur, l'abbé Manesse, compo-
sait le bain de cette manière :

> Alun, 1 livre.

Sel marin, 2 onces.

Crême de tartre, 1 once.

Eau commune, 4 livres.

Des liqueurs employées en lavage à l'extérieur.

Lorsqu'un animal quelconque est monté, si on craignait que les insectes ne l'attaquassent, on l'en préserverait en imbibant ses plumes, ses poils ou sa peau nue avec une des liqueurs que nous allons indiquer. Les animaux exposés à l'air libre ont surtout besoin d'être ainsi traités, et cependant, par une négligence que nous ne pouvons concevoir, beaucoup d'amateurs laissent dévorer leurs collections, faute d'employer ce moyen aussi simple que facile.

1°. L'*essence de serpolet* est depuis peu très-avantageusemsnt employée. Pour s'en servir, on soulève de distance en distance les poils ou les plumes d'un animal, au moyen d'une longue aiguille ; avec un pinceau, on dépose, tout-à-fait à leur naissance, c'est-à-dire sur la peau, une goutte ou deux d'essence, et, lorsqu'elle est bien imbibée, on laisse retomber les poils ou les plumes ; leur extrémité, ne se trouvant jamais en contact avec la liqueur, ne peut être ternie.

2°. *L'essence de térébenthine* a été préconisée par presque tous les auteurs, et cependant, lorsqu'on veut s'en servir, on s'aperçoit avec étonnement que de son usage résultent de grands inconvénients ; elle ne sèche jamais bien sur les plumes, qu'elle graisse et salit malgré toutes les précautions, en s'imbibant et élargissant ses taches à la manière de l'huile : outre cela, elle forme une espèce de glu qui arrête et fixe la poussière de manière à ne plus pouvoir l'enlever par la suite.

3°. *La liqueur de sir Smith.* Cet habile naturaliste anglais, président de la Société Linnéenne de Londres, ayant tourné ses vues du côté de la conservation des objets préparés et déjà classés dans les collections, a pensé qu'on ne pouvait employer un moyen plus efficace que la liqueur suivante :

> Sublimé corrosif, 2 gros.
> Camphre, 2 gros.
> Esprit-de-vin, 1 pinte.

Sur les grands animaux, on l'emploie au moyen d'une éponge qui en est imbibée, et que l'on passe à différentes reprises sur toutes les parties extérieures de l'animal jusqu'à ce qu'elles en soient parfaitement imprégnées et que la liqueur ait pénétré jusque sur la peau. Pour les petits animaux, on se sert d'un pinceau plus ou mois gros, et l'on agit de la même manière. Soit que l'individu soumis à cette pratique sorte à l'instant d'être préparé et monté, soit qu'il ait déjà séjourné depuis long-temps dans une collection, on le laisse bien sécher avant de le placer dans une armoire.

En France, on remplace cette composition dangereuse par du préservatif délayé en très-petite quantité dans de l'eau.

4°. *La liqueur spiritueuse amère*, recommandée par d'autres auteurs, se compose ainsi qu'il suit :

> Savon blanc, 1 once.
> Camphre, 2 onces.
> Coloquinte, 2 onces.
> Esprit-de-vin, 2 livres.

Le tout se fait infuser à froid et pendant quelques jours dans un vase hermétiquement bouché ; on la remue souvent pendant cet intervalle, et on la passe dans un papier gris sans colle ; quand on pense que l'infusion est faite, on la met dans des bouteilles bouchées de mê-

me, et on l'emploie de la même manière que
la précédente.

5°. *Le vernis* ne s'emploie que sur la peau nue
des reptiles et des poissons, à laquelle il resti-
tue une partie de son éclat ; il faut qu'il soit absolument sans couleur et d'une transparence
parfaite. Pour l'obtenir ainsi, on le prépare en
faisant dissoudre dans l'esprit-de-vin de la térébenthine fine et nouvelle, qui ait elle-même
les qualités que nous venons d'indiquer. On
l'applique avec un pinceau de poils d'écureuil
ou de martre, et on laisse l'objet exposé à l'air,
mais à l'abri de la poussière, si l'on veut hâter
sa dessiccation.

Des liqueurs employées en injections.

Le plus grand emploi des injections se fait
pour la préparation des œufs d'oiseaux auxquels on veut assurer une longue conservation :
cependant, par une très-mauvaise méthode,
on s'en est aussi servi pour dessécher de très-
petits animaux.

Pour décomposer les chairs d'un fœtus qui
se trouverait déjà formé dans un œuf, on em-
ploiera une forte dissolution d'alcali fixe de
soude ou tartre, ou de l'éther.

*Des liqueurs dans lesquelles on conserve les objets
qui ne peuvent se dessécher.*

Les qualités que doit avoir une liqueur dans laquelle on plonge les objets d'histoire naturelle sont, indépendamment de celle de les préserver de la décomposition : 1° d'être sans couleur, afin de n'en pas communiquer à l'objet qu'elle baigne ; 2° de ne pas attaquer par son mordant les propres couleurs de l'objet ; 3° d'être parfaitement transparente, afin de le laisser apercevoir à travers le vase qui le renferme ; 4° de pouvoir résister à la gelée, afin de ne pas briser les bocaux dans lesquels on la mettra.

1°. L'esprit-de-vin, de 14 à 18 degrés de l'aréomètre de Baumé, paraît être la liqueur qui remplit le mieux toutes ces conditions ; les autres alcools, tels que ceux de pomme de terre, de grains, de sucre, etc., ont les mêmes qualités ; mais un inconvénient grave, c'est que tous sont d'un prix assez élevé, et cette raison seule a pu déterminer à chercher d'autres liqueurs composées, capables de les remplacer avec plus ou moins d'avantages.

2°. Nicolas recommande la composition suivante :

>Eau très-pure, 2 pintes.
>Alcool, 1 pinte.
>Sulfate d'alumine, 6 onces.

3°. Le naturaliste anglais, Georges Graves,
dans un ouvrage publié à Londres il y a sept
ans, indique une liqueur qui a beaucoup d'a-
nalogie avec la précédente :

>Alun, 8 onces.
>Eau commune, 1 pinte.
>Alcool, $\frac{1}{3}$ de pinte.

Voici comment on prépare ce mélange : on
pulvérise l'alun et on le met dans un vase capable de résister à la chaleur; on fait chauffer
l'eau, et, lorsqu'elle est en ébullition, on la
verse sur l'alun; on laisse refroidir, et on passe
dans un filtre de papier gris, après quoi on
mêle l'alcool.

Le même auteur recommande encore une
autre liqueur composée ainsi qu'il suit, mais
dont le mélange se fait à froid :

>Eau commune, 1 pinte.
>Alcool, 1 pinte.
>Alun, 12 onces.

4°. L'abbé Manesse, après plusieurs tentatives plus ou moins heureuses, a publié le résultat de ses expériences ; il indique comme la meilleure liqueur celle ainsi composée :

> Alun, 1 livre.
> Nitre, 1 livre.
> Sel marin, 1 livre.
> Eau commune, 4 pintes.
> Alcool, 1 pinte.

L'eau dont on se servira doit être distillée, afin de ne contenir aucune matière étrangère. L'alun sera le plus transparent que l'on pourra trouver, et on purifiera le sel avant de l'employer. Le mélange peut se faire à froid, mais il vaudra toujours mieux le faire bouillir, avec la précaution de n'y mettre l'esprit-de-vin que lorsque le tout sera refroidi.

Toutes ces liqueurs sont inférieures à l'esprit-de-vin, par la facilité plus ou moins grande qu'elles ont à geler. »

Après avoir fait ce long inventaire des moyens de conservation connus, où nous nous sommes appliqué à présenter en leur entier les dires de chacun des auteurs, il nous reste à les ju

ger, à déterminer leur mérite et le degré de
confiance qui doit leur être accordé, sous le
triple point de vue de la conservation des pièces *d'anatomie normale, d'anatomie pathologique
et d'histoire naturelle.*

1°. *Procédés de dessiccation.* Ils ne peuvent
être d'aucune utilité pour l'anatomie pathologique, car ils changeraient entièrement l'aspect et la texture des parties, et, dans la plupart des cas, ils ne laisseraient exister aucune
trace des altérations qu'il importe de connaître.
Pour l'anatomie normale, ces pièces sont et seront toujours, par le fait seul de la dessiccation, d'un faible secours, et réellement de beaucoup inférieures aux sujets artificiels de M. Auzoux; car cette préparation ingénieuse, si elle
a plusieurs des défauts de l'anatomie sèche,
n'offre pas au moins la déformation qui rend
les organes méconnaissables. — De plus, chacune des préparations qui tendent à amener la
dessiccation a des inconvénients particuliers :
ainsi ceux du deuto-chlorure sont nombreux,
comme nous l'avons vu dans le chapitre précédent, et comme l'ont fait remarquer dans
celui-ci les auteurs que nous avons cités. Ajou-
tons que les sels de mercure, de cuivre et de

plomb, qui, en se combinant avec la geline,
forment, il est vrai, un composé inaltérable,
ont une grande affinité pour l'acide hydrosul-
furique, et qu'il résulte de cette affinité une dé-
térioration nécessaire des pièces, la coloration
en noir. — Le sel marin n'a pas de propriétés
conservatrices durables, et même son affinité
pour l'eau facilite la décomposition des pièces
sèches qui en contiennent. — L'alcool rectifié
est un bon moyen, sans doute ; mais il doit
être plusieurs fois renouvelé, jusqu'à ce que,
par son affinité pour l'humidité, il se soit em-
paré de toute celle que contiennent les organes ;
mais l'alcool coûte 2 *francs le litre* et *perd toujours par l'évaporation.* D'ailleurs, les pièces
préparées de la sorte ne sont pas moins déformées que les autres pièces sèches lorsqu'elles
ont subi la dessiccation.

Le naturaliste trouve dans le savon de Bécœur, dans d'autres préparations où entrent
l'arsenic, le deuto-chlorure de mercure, l'a-
lun, etc., d'assez bons moyens de tanner ou de
dessécher la peau et d'autres tissus des animaux. Mais, comme nous l'a fait remarquer
M. Boitard, ces préparations ne sont pas sans
inconvénients.

Qu'ai-je à offrir à l'anatomiste qui croit à l'utilité des pièces desséchées , au naturaliste qu'un besoin réel force souvent d'y recourir? Mon liquide, employé en bain ou en injection , sans aucun danger, sans aucun inconvénient , et *du prix de* 10 *à* 20 *centimes le litre.*

Je donnerai ici un exemple d'injection : un cadavre est injecté par la carotide avec cinq à sept litres d'acétate d'alumine à 20°, et contenant en dissolution cinquante grammes d'acide arsénique. Quatre jours après cette injection, si l'on veut préparer l'angéiologie fine et grosse, on injecte par l'aorte un demi-litre d'un mélange, à parties égales, d'essence de térébenthine et de vernis à l'essence ; enfin on pratique d'un seul jet une injection chaude d'un mélange de suif et de galipot, à parties égales, coloré par le cinabre pour les artères, par une couleur noire ou bleue pour les veines. Alors le cadavre, ou la partie du cadavre que l'on veut conserver, est préparée et disséquée à loisir, selon le vœu de l'opérateur.

Lorsque le cadavre a été injecté, comme nous venons de le dire, la préparation qui en est faite se dessèche facilement à l'air libre depuis le mois de mai jusqu'au mois d'octobre ; pendant l'hiver, il faut qu'elle soit déposée dans une étuve ou dans une chambre chaude. — Lorsque la dessiccation est lente, que l'humidité est grande, il peut se développer des byssus à la surface de la pièce ; mais un lavage l'en débarrasse et une couche de vernis la préserve de nouvelles végétations. Cette pièce sera certainement supérieure à toutes celles que renferment les cabinets d'anatomie.

A l'appui de cette assertion, je citerai un fait *authentique*, celui de la femme dont le corps fut soumis à l'examen des commissaires de l'Institut et de l'Académie royale de Médecine, nommés pour constater la valeur de mon procédé.

Le 10 mai 1834, une femme mourut dans le service de M. Magendie, à l'Hôtel-Dieu ; son corps fut injecté le lendemain avec l'acétate d'alumine ; à la suite de cette opération, il resta frais jusqu'au 15 janvier 1835, puis il se dessécha, sans offrir aucune altération. Les commissaires des deux académies firent des expériences sur ce corps, à différentes reprises. Le 15 janvier 1836, M. Guéneau de Mussy, pour s'assurer de l'état dans lequel était la substance cérébrale, demanda que la tête fût ouverte. Je profitai de cette occasion pour *enlever le cuir chevelu.* Le même jour, M. Breschet, désirant savoir ce qui résulterait de l'exposition de ce cadavre à l'air libre, on le fit suspendre sous la remise à l'école pratique. Dix mois après, au mois de novembre de la même année, il n'avait subi aucune altération. A cette époque, M. Gaucherant, inspecteur surveillant de l'École pratique, voulut que, les expériences finies, le corps fût enlevé pour être porté au cimetière. *La main et l'avant-bras droits,* seules parties restées intactes après les travaux de MM. les commissaires, *furent amputés par moi.*

Je conserve cette pièce, ainsi que le cuir chevelu ; je puis les montrer aux anatomistes et les mettre en comparaison avec toutes les préparations obtenues par d'autres procédés ; aucune, j'en suis convaincu, ne sera jugée comparable aux miennes. Les cheveux restent adhérents à la peau qui recouvrait la tête, sans qu'une traction forte puisse les en détacher. Je me suis assuré que l'injection avait pénétré jusque dans les tubes capillaires de ces organes : mes expériences sur des chats, des chiens et des oiseaux m'ont démontré la pénétration de mon liquide dans les organes cornés, poils ou plumes, qui revêtent la peau de ces animaux. Ces faits mettent à même de comprendre tous les services qu'il doit rendre au naturaliste. Enfin, aucun procédé de tannage ne peut donner à la partie interne de la peau un aspect plus satisfaisant que celui qu'offrent d'autres pièces déposées dans mon cabinet.

2°. *Conservation dans les liquides.* Les différents liquides conservateurs usités produisent des résultats bien autres que les procédés de dessiccation ; pourtant tous ceux employés jusqu'à ce jour ont de graves inconvénients, comme on a pu s'en convaincre en lisant les passages si recommandables que nous avons extraits de la brochure de M. Duméril. Nous en signalerons quelques autres qu'il a omis.

(a) *L'acide nitrique*, le seul de tous les acides qui puisse être de quelque utilité pour l'anatomiste, conserve bien, il est vrai, les préparations des nerfs, dont il durcit la structure et dont il augmente la couleur d'un beau blanc nacré; mais il détériore tous les autres tissus, il dissout la géline, ramollit les muscles, et enlève aux os leurs sels calcaires. — Il ne pourrait que nuire aux pièces d'anatomie pathologique et d'histoire naturelle.

(b) *L'alcool* convient mieux qu'aucun des autres liquides en usage, mais son prix élevé rend son emploi à peu près impossible pour les pièces d'anatomie normale ; il racornit et altère sensiblement les pièces d'anatomie pathologique : et ces altérations, quelque légères qu'elles soient, sans importance pour l'anatomie normale, sont graves pour le médecin qui ne peut se faire une idée trop exacte des progrès de la désorganisation dans les tissus vivants. Si l'alcool est éminemment utile pour l'histoire naturelle, sa cherté empêche d'en étendre l'emploi autant que l'exigerait l'intérêt de la science.

(c) *L'alcool affaibli*, auquel on ajoute le deutochlorure de mercure, est une liqueur d'un prix moins élevé, qui conserve assez exactement les travaux du naturaliste et de l'anatomiste ; mais elle n'est pas assez fidèle pour l'anatomie pathologique. — Mêmes réflexions sur l'hydrochlorate de soude, l'hydrochlorate d'ammoniaque, le muriate et le nitrate d'alumine ajoutés à l'alcool.

(d) *L'alun,* que nous avons vu figurer dans plusieurs des formules adoptées, est pourtant un moyen de conservation impuissant. Très-répandu dans le commerce et employé de temps immémorial pour la teinture, il a fixé, dans ces derniers temps seulement, l'attention des préparateurs. Ce sel, auquel la nouvelle nomenclature chimique a assigné successivement les noms de *sulfate double*, *sulfate triple*, *sulfate acide d'alumine et de potasse*, a été expérimenté par moi et n'a pas répondu à mes espérances. J'ai recherché la cause de ce mécompte, et je crois l'avoir trouvée; j'ai fait l'analyse de ce composé, et pour cent parties j'ai obtenu :

Sulfate d'alumine. . .	36 — 85.
Sulfate de potasse. . .	18 — 15.
Eau.	45 — ».
	100 — 00.

100 parties de ce sel contiennent 10,86 d'alumine. — A la température de 12° centigrades, 500 grammes d'eau dissolvent 30 grammes de sel, d'où il résulte qu'une livre d'eau ne tient en dissolution que 18 grains d'alumine. — Dès lors j'ai soupçonné que le peu d'efficacité de l'alun pour la conservation des matières animales dépendait de la quantité trop faible d'alumine dans la dissolution. — Un fait m'a prouvé que j'avais raison : vingt-quatre heures

après l'immersion des cadavres dans le bain qui contenait du sulfate acide d'alumine, j'ai observé que toute l'alumine avait été absorbée par la matière animale. Enfin, les expériences que j'ai tentées avec des sels d'alun plus riches en alumine et plus solubles dans l'eau, et les heureux résultats que j'en ai obtenus me permettent de dire : L'alun est un mauvais moyen de conservation, *parce qu'il est trop peu soluble et qu'il ne contient pas assez d'alumine.*

Le lecteur sera naturellement ramené sur ce fait, lorsque viendra l'exposition de mes recherches.

§ 3. *Moyens de conservation appliqués à chaque tissu.*

Dans notre premier paragraphe, nous avons passé en revue les différentes préparations qui doivent précéder l'application des moyens de conservation ; dans le second, nous avons vu ces moyens nombreux, et nous nous sommes efforcé de porter un jugement impartial. Il nous reste à faire connaître ici comment les anatomistes les ont appliqués aux tissus pris isolément. Nous nous abstiendrons de relater les préparations qui précèdent l'application des moyens de conservation, parce qu'elles sont étrangères au sujet qui nous occupe et qu'elles prolongeraient inutilement une discussion bien longue déjà.

1°. *Tissu fibreux.* — *Articulations, aponévroses, tendons* et *ligaments.* Le procédé généralement approuvé est dû à M. J. Cloquet ; en suivant à peu près les méthodes employées par l'hongroyeur, il est parvenu à conserver la souplesse à ces tissus.

«Voici, dit-il, le procédé auquel je me suis arrêté.

» Faites dissoudre quatre livres de muriate de soude et une livre d'alun dans dix pintes d'eau ; laissez macérer pendant quinze à vingt jours dans cette lessive l'articulation que vous avez disséquée avec soin ; ayez l'attention de la mouvoir souvent dans la dissolution, de presser ses ligaments, de les tordre, et surtout de les frapper légèrement avec une petite *masse* de bois léger. Ces manœuvres sont destinées à les assouplir, à écarter leurs fibres, qui se laissent pénétrer plus facilement par les sels. Retirez l'articulation de la dissolution saline ; faites-la sécher pendant quatre ou cinq jours, en ayant soin de la mouvoir de temps à autre et de la frapper encore avec la petite masse ; plongez alors votre articulation dans une dissolution très-concentrée de savon (une livre pour trois pintes d'eau), remuez, frappez-la de nouveau pendant sept à huit jours, temps nécessaire pour la dessaler et permettre au savon de pénétrer entre les fibres ligamenteuses, de prendre la place des sels. Au bout de ce temps, c'est-à-dire trente-six à quarante jours après le commencement de l'opération, lavez l'articulation dans une lessive peu concentrée de carbonate de soude (une once pour deux livres d'eau), après quoi vous la faites sécher.

» Par ce procédé, que l'on peut modifier de plusieurs manières, on obtient des ligaments parfaitement souples, d'une couleur terne, grisâtre, assez semblables à de la peau chamoisée, très-résistants et permettant de faire exécuter aux articulations leurs mouvements ordinaires.

» J'ai préparé de cette manière les articulations de l'épaule, du genou, des doigts, de la colonne vertébrale. J'ai repris mes expériences, dans l'intention d'obtenir un procédé plus expéditif.

» On peut encore conserver les articulations parfaitement souples, en les tenant plongées dans un mélange de parties égales d'huile d'olive et d'essence de térébenthine.

» 2°. *Tissu osseux.* Les différentes préparations qu'on fait subir aux os pour les conserver sont la macération ou l'ébullition, puis le blanchiment.

» *Macération.* Lorsqu'on veut obtenir des os bien blancs, il faut choisir, autant que possible, un cadavre maigre ou infiltré, provenant d'un individu de trente à quarante - cinq ans, ou environ, mort d'une maladie chronique qui n'a point altéré la structure des os. Les cadavres des phthisiques sont les plus propres à ce genre de préparation. Le sujet étant choisi, on le décharne grossièrement en prenant garde d'enlever le périoste ; on détache le sternum en coupant les cartilages de prolongement des côtes, précisément à l'endroit où ils s'insèrent à ces os ; on sépare les membres du tronc, afin que ces diverses parties puissent être placées plus commodément dans un grand baquet qu'on remplit d'eau de fontaine, et qu'on dispose dans un lieu où les émanations putrides qui doivent s'échapper ne puissent avoir aucun inconvénient ; il faut avoir soin de tenir les os constamment immergés ; changer l'eau tous les quatre ou cinq jours dans le commencement, et à des intervalles plus éloignés vers la fin de la macération.

» L'anatomiste doit surveiller ses macérations ; et ce n'est qu'à l'époque où toutes les parties fibreuses se séparent facilement des os, où les fibro-cartilages inter-vertébraux, les ligaments jaunes, s'isolent aisément des vertèbres, qu'il doit retirer le squelette du baquet et le nettoyer. Pour cela, il rassemble avec soin toutes les pièces et les met dans de l'eau propre ; il les nettoie en enlevant avec un fort scalpel les parties fibreuses qui peuvent encore y adhérer, et en les frottant sous l'eau avec une brosse très-rude, il les place sur une grosse toile pour les faire sécher.

» *Ébullition.* Assez souvent l'on fait usage de l'eau bouillante pour préparer les os du squelette. Après les avoir grossièrement séparés des parties molles, on les place dans une chaudière remplie d'eau, et on les soumet à l'ébullition pendant six ou dix heures, suivant les sujets. On active l'action de l'eau et on dépouille plus exactement les os de leurs parties fibreuses

et de leur graisse, en mettant dans la chaudière, une heure avant la fin de l'opération, de
la potasse ou de la soude du commerce (sous-
carbonate de potasse et de soude), une livre
pour quatre - vingts à cent pintes de liquide.
Après avoir enlevé avec soin la graisse qui nage
à la surface de l'eau, on retire les os, on les
plonge dans une nouvelle lessive alcaline, tiède
et très-légère ; on les nettoie avec soin, comme
dans le cas précédent ; on sépare exactement
des surfaces articulaires les cartilages gonflés et
ramollis qui leur restent assez adhérents : les
os étant propres, on les lave à plusieurs eaux
avant de les faire sécher.

» En employant l'ébullition, on a l'avantage
de préparer plus promptement les os, et d'une
manière moins insalubre que par la macération. Cependant ce mode de préparation a des
inconvénients : 1° les os qui ont bouilli deviennent en général moins blancs que ceux qui
ont macéré ; le sang coagulé dans leurs pores
leur laisse une teinte brune qu'il est souvent
impossible de faire disparaître ; 2° ils retiennent
ordinairement une plus grande quantité de suc
médullaire, qui ne tarde pas à leur donner, en
rancissant, une couleur jaune et une odeur

fort désagréable; 3° l'ébullition n'est point applicable aux os des jeunes sujets, dont les épi-
physes ne sont point encore soudées; elle agit
sur leur tissu gélatineux, et dépouille en partie
les os courts et les extrémités des os longs de
la lame compacte qui les envelopper. Ce dernier inconvénient se manifeste même sur les os
des adultes.

» *De la déalbation* ou *blanchîment des os.* Pour
obtenir parfaitement blancs des os qu'on a fait
macérer, on peut employer plusieurs procédés : 1° le meilleur consiste à les soumettre sur
un pré à l'action réunie de l'air, du soleil et de
la rosée, comme cela se pratique pour la déalbation de la toile, de la cire, etc.; on a soin de
les retourner tous les quinze jours, afin qu'ils
blanchissent d'une manière égale; deux ou trois
mois d'une semblable exposition suffisent, surtout au printemps, pour leur donner une blancheur éclatante; 2° on expose les os à l'action
du chlore, soit liquide, soit gazeux. Dans le
premier cas, on les plonge deux ou trois fois
par jour dans une lessive qui tient du chlore
en dissolution, et on répète ces manœuvres
pendant dix ou douze jours; dans le second,
il faut les tremper dans l'eau, les placer sur

une claie, et les couvrir avec une toile serrée
ou du taffetas gommé ; on les expose alors au-
dessus d'une terrine dans laquelle on a mis, en
proportions convenables, du muriate de soude,
de l'oxyde de manganèse et de l'acide sulfurique : on chauffe légèrement ce mélange de
temps à autre ; 3° au lieu du chlore gazeux, on
peut employer avec avantage l'acide sulfureux
en vapeur, comme on le fait dans les arts pour
le blanchîment de la laine, de la soie, etc. ; on
fait brûler lentement du soufre au-dessous de
la claie, sur laquelle on a placé les os humec-
tés ; 4° les lessives alcalines peuvent encore être
mises en usage pour la déalbation des os ; cependant elles ne m'ont pas paru aussi avantageuses que les moyens précédents. »

3°. *Tissu cutané*. Dépouillé de la graisse, du
tissu cellulaire sous-jacent et exposé à l'air, ce
tissu tend à se dessécher. La peau humaine
peut se préparer à l'aide de plusieurs procédés
qui ont de l'analogie avec ceux des tanneurs et
des hongroyeurs. On recommande donc une
lessive composée de deux livres de sel commun, de quatre onces de sulfate de fer et de
huit onces d'alun fondues dans trois pintes
d'eau, presque bouillante ; la peau, dépouillée

de sa graisse, est plongée dans cette dissolution, agitée pendant une demi-heure et macérée pendant un jour ou deux dans ce liquide; on renouvelle plusieurs fois la lessive, puis la peau est retirée du bain et séchée à l'ombre.

» 4°. *Tissu cellulaire*. Les auteurs ont employé successivement la dessiccation, l'insufflation, les liqueurs tannantes et l'alcool pour préparer le tissu cellulaire; cependant la méthode donnée par eux comme préférable est la conservation dans une solution aqueuse de nitrate d'alumine, dans laquelle on ajoute une petite quantité d'esprit-de-vin.

5°. *Tissu synovial* et *tissu séreux*. Le premier est d'une conservation beaucoup plus facile que l'autre; une dissection exacte, l'expulsion de la liqueur synoviale, le tamponnement et la dessiccation sont les moyens usités; l'opération se termine par l'application d'un vernis conservateur. La même pratique est appliquée au tissu séreux, mais avec moins de succès : son voisinage d'organes éminemment putrescibles, tels que le cerveau, les poumons, le foie, rendent pour lui la dissolution plus imminente, plus difficile à prévenir.

6°. *Encéphale, moelle épinière, nerfs.* Nous

avons déjà parlé de la propriété que possède
l'acide nitrique de donner de la consistance aux
nerfs, sans leur faire rien perdre de leur blancheur nacrée. Les anatomistes se servent ordinairement, pour la conservation de tout le
système nerveux, d'une solution alcoolique de
sublimé corrosif. Après vingt ou trente jours
d'immersion dans le bain, ces organes sont retirés et mis à sécher. On vante encore, comme
donnant une densité remarquable à la masse
encéphalique, une dissolution de sucre dans
l'eau-de-vie : c'est une méthode recommandée par Lobstein, chef des travaux anatomiques
à la Faculté de Strasbourg.

7°. *Vaisseaux artériels, veineux* et *lymphatiques*. Les détails si intéressants que nous a
fournis la brochure de M. Duméril à l'occasion
des injections, nous dispensent d'entrer ici dans
de grands développements; les vaisseaux préparés et injectés, comme nous l'avons vu, sont
desséchés ou conservés dans des liqueurs alcooliques.

Lorsqu'il s'agit de préparer les vaisseaux des
os, il est quelques soins que l'on doit prendre
pour rendre leur trajet visible à travers la trame
osseuse. Après avoir rempli les vaisseaux d'une

injection colorée, on plonge la pièce dans un acide minéral affaibli, qui, en dissolvant le phosphate calcaire, laisse les vaisseaux en position et facilement visibles à travers la partie gélatineuse de l'os.

En faisant dessécher lentement et à l'ombre ce corps muqueux, il acquerra la transparence nécessaire pour manifester dans ses tranches imbibées d'huile volatile et vernies, la distribution des vaisseaux qui les pénètrent. On peut conserver ces pièces dans une collection, soit à l'air libre, après les avoir plongées dans une dissolution alcoolique d'un savon arséniqueux qui sèche promptement sans blanchir, et sur lequel le vernis à l'essence prend très-bien ; ou, si la pièce est d'un petit volume, on la suspend dans une huile volatile que contient un bocal qu'on lute avec soin : dans ce dernier cas, il faut que l'injection ait été faite avec la gélatine, et non avec des corps gras.

8°. *Tissu musculaire*. Le procédé de Swan, ou mieux les découvertes de Chaussier, donnent le moyen de conserver les muscles par la dessiccation. Cependant il est un autre moyen consigné dans les auteurs ; après avoir préparé les vaisseaux et les muscles, on plonge la pièce dans un mélange d'alcool, de lavande et d'essence de térébenthine; on le laisse pendant plusieurs jours dans cette liqueur, puis on l'expose à l'air sec et chaud. Lorsque la dessiccation est opérée, une couche de vernis est appliquée sur la pièce.

9°. La conservation d'organes particuliers, tels que le *cœur*, le *poumon*, l'*œil*, etc., diffère peu de celle des organes dont nous venons de faire mention; toujours ils sont ou desséchés, ou déposés dans un bain d'alcool. Les voies lacrymales, dit M. Breschet dans son excellente thèse sur la conservation des pièces anatomiques (Paris, 1819), les voies lacrymales sont moins aisées à conserver; cependant le sac lacrymal, le canal nasal, les points et les conduits lacrymaux offrent plus de difficulté dans leur préparation que dans leur conservation, qui peut se faire dans des liqueurs, ou par la dessiccation. La glande lacrymale et ses canaux excréteurs ne peuvent être vus que sur des pièces plongées dans l'esprit-de-vin. Voici, pour terminer, quelques passages du même travail, sur les *moyens de conserver l'embryon et les enveloppes du fœtus.*

Il est utile de conserver des embryons et des

fœtus aux diverses époques de la gestation, pour étudier le développement successif de chaque organe.

L'œuf, considéré aux diverses époques de la grossesse, ne peut être conservé que dans l'alcool peu concentré, afin qu'il ne racornisse pas les membranes. Un kirschwasser, dans lequel on fait dissoudre du nitrate d'alumine, forme une liqueur limpide, dans laquelle l'œuf se conserve sans aucune altération. On peut, pour démontrer le développement des organes, injecter plusieurs parties ; ainsi, dans les premiers temps, le pédicule de la vésicule ombilicale admet le mercure, qu'on y porte avec une petite seringue de verre, dont le tube est filé à la lampe : cette injection doit être faite du côté de la vésicule, et quelquefois on voit le métal passer jusque dans l'intestin.

Les vaisseaux omphalo-mésentériques doivent aussi être injectés. L'ouraque sera ouvert, et l'on démontrera sa communication avec la vessie, d'une part, et avec l'allantoïde, de l'autre. Toutes ces parties seront tenues écartées les unes des autres, et attachées avec de petites épingles sur un plateau de cire.

Dans le fœtus, près du terme de la gestation,

on injecte les vaisseaux par lesquels il s'établit une communication entre lui et la mère.

Les os d'embryon, après avoir été injectés, seront plongés dans de l'huile de térébenthine, sans qu'il soit nécessaire de les mettre auparavant dans un acide affaibli.

Quant aux enveloppes du fœtus et au placenta qu'on veut conserver après un accouchement à terme, on pousse d'abord une injection colorée différemment dans les artères ombilicales et dans la veine du même nom. Cette injection ne doit pas être trop délicate, ou poussée avec beaucoup de force, car alors elle passe de l'un des vaisseaux dans l'autre. On laisse tremper pendant quelque temps ces deux parties dans une eau alumineuse, ou mieux dans une solution alcoolique de sublimé, puis on place une vessie de cochon dans la cavité des membranes ; on insuffle la vessie, et les parties ainsi disposées sont exposées à l'air pour obtenir la dessiccation : alors la vessie est retirée. On peut conserver de la sorte des membranes avec le placenta, en plaçant la face utérine de celui-ci tantôt en dedans, tantôt en dehors de la cavité des membranes. Ces mêmes parties peuvent être conservées dans des liqueurs; enfin quelques personnes se servent de la méthode de corrosion pour préparer et conserver le placenta.

Il est inutile de placer ici de nouvelles observations; celles qui ont été présentées à l'occasion des moyens de conservation considérés en général, conviennent à leur application. On verra dans le chapitre suivant les moyens que nous proposons de leur substituer, comme méritant la préférence.

CHAPITRE VIII.

PROCÉDÉS GANNAL POUR LA CONSERVATION DES PIÈCES D'A-
NATOMIE NORMALE, D'ANATOMIE PATHOLOGIQUE ET D'HIS-
TOIRE NATURELLE. — EMBAUMEMENTS.

Une partie de mes recherches a été soumise à l'examen de commissions prises au sein de l'Institut et de l'Académie de Médecine.

Après des expériences longues et répétées, MM. les membres des commissions ont été unanimes sur l'utilité des procédés de conservation que je proposais, et en particulier mon procédé pour la conservation des cadavres dans les amphithéâtres, le seul sur lequel il m'importât d'obtenir une sanction définitive, recommandé par l'Institut, est appliqué aux salles de dissection de Clamart avec un succès que tout le monde peut constater.

L'exposition fidèle et complète des nombreux essais que j'ai tentés me fournira, dans ce chapitre, l'occasion d'indiquer les moyens les plus efficaces de conservation pour les pièces d'anatomie pathologique et d'histoire naturelle. Et, comme il convient à un homme d'étude, désintéressé pour tout ce qui concerne la science, je livrerai à la publicité le résultat de mon travail, la composition des différents liquides et la manière de s'en servir.

Quant à mon procédé pour les embaumements, j'ai cru qu'il devait rester ma propriété, et que l'homme exclusivement adonné aux études chimiques était plus à même que le médecin de lui faire subir les modifications que réclame chaque cas particulier.

J'ai pris un brevet d'invention; car ma méthode diffère assez essentiellement des préparations que j'indique pour les travaux d'anatomie.

Il fallait, en effet, conserver aux tissus, pour les embaumements, une fraîcheur et une souplesse que perdent par la dessiccation, au bout de quelques mois, les pièces injectées pour les besoins de l'anatomiste; il fallait surtout assurer aux corps, dans ce dernier cas, une conservation plus prolongée : les faits que je puis montrer prouveront que j'ai atteint le but.

18

§ Ier. *Conservation des cadavres pour la dissection.*

Mes expériences sur la gélatine m'avaient conduit à la connaissance de quelques-unes des parties constituantes des divers animaux. J'avais étudié l'action des agens chimiques que l'on emploie habituellement dans les arts ; le travail du mégissier, du parcheminier, la fabrication de la colle-forte, que j'ai pratiquée en grand depuis 1819 jusqu'en 1828, m'ont également fourni des données précieuses.

En 1826, mon attention ayant été fixée par MM. Bégin et Serrulas sur la conservation des pièces d'anatomie pathologique, des essais ont été faits au Val-de-Grâce.

En 1828, M. Alphonse Sanson, se disposant à préparer un cabinet d'anatomie pour des Anglais qui l'en avaient prié, me proposa de m'occuper de la question relative à la conservation, ce qui m'obligea à faire quelques recherches ; mais ce ne fut qu'en 1831, et sur la sollicitation de M. Strauss, anatomiste d'un mérite bien connu, que j'ai entrepris des travaux sérieux et soutenus sur la conservation des cadavres. Dès ce moment, j'employai toute mon

(275)

attention et mes soins à résoudre cette question.

Les recherches sur la conservation des cadavres nécessitaient la réunion de différentes
circonstances, sans lesquelles il m'eût été impossible d'arriver à une solution satisfaisante.
On conçoit, en effet, la grande différence qui
doit exister entre l'action d'un liquide donné
sur quelques grammes de matière animale, et
son action sur des cadavres entiers ; aussi, je
dois déclarer que, sans l'extrême obligeance de
M. Orfila, qui mit à ma disposition, à l'École
pratique de la faculté de Médecine, tous les
objets dont je pouvais avoir besoin, il est probable qu'il m'eût été impossible d'arriver à des
résultats positifs. J'ai rencontré des difficultés,
de la résistance, et même quelque chose de
plus, de la part de quelques notabilités scientifiques, et aussi de quelques ambitieux sub-
alternes ; j'ai tout surmonté.

Ce travail sur la conservation des cadavres
ne doit être considéré que comme la suite de
celui dans lequel je traiterai de la conservation
des viandes alimentaires. Ce ne sont que les
circonstances dont je viens de parler qui m'ont
mis à même de terminer plutôt celui-ci.

(276)

On sait que l'étude de la médecine doit être précédée de l'étude de l'anatomie, qui donne la connaissance de l'organisation du corps humain; mais cette étude est difficile et présente de nombreux dangers. L'étude des organes exige du temps; leur dissection est longue, surtout quand elle est faite pour des démonstrations. Dans ce cas, il arrive presque toujours que la putréfaction s'empare du sujet avant que la préparation soit terminée; car, à une température au-dessus de 15 degrés, il n'est pas possible de conserver un sujet plus de six jours; au-dessous de cette température, c'est-à-dire de 0 à 10 degrés, le temps le plus long pendant lequel on puisse disséquer est de douze à quinze jours. Mais le cadavre exhale toujours des miasmes méphitiques avant que la totalité des organes soit putréfiée, et cette émanation de gaz est certainement la cause qui détermine le plus fréquemment les fièvres typhoïdes si funestes pour une partie de notre jeunesse studieuse (1).

____

(1) Sur dix étudiants en médecine, logés ensemble et fréquentant le même amphithéâtre, neuf ont été atteints de cette grave maladie, dans le courant de l'année dernière; trois ont succombé.

Avant d'exposer mes travaux sur la conservation des cadavres, j'ai dû examiner les travaux antérieurs aux miens; on a pu voir, par ce qui précède, qu'ils ne m'ont été d'aucun secours.

Aussi, en considérant tout ce qui existe sur cette matière, je ne pouvais trouver d'indication que dans les procédés employés pour les arts. Dans nos travaux de chimie appliquée, j'ai souvent été à même de constater, en pratique, que la chair musculaire, parfaitement isolée, se dessèche facilement. Lorsqu'elle est mêlée à de la géline, elle éprouve, au contraire, facilement la fermentation putride. La géline (1) est la

_____

(1) On a désigné jusqu'ici, et considéré comme chimiquement identiques, certaines substances animales qui ne le sont pas : 1° la matière propre des tissus gélatineux non décomposés ; 2° le produit qui résulte de leur décomposition par l'action de la chaleur et de l'eau; 3° ce même produit secondaire desséché. Ces trois composés étaient désignés par la dénomination de gélatine. Comme j'ai prouvé qu'il n'y a pas entre eux de caractères d'identité, j'ai nommé géline la matière animale contenue dans les tissus gélatineux; j'ai conservé le nom de gelée au produit de la décomposition de la géline, et j'ai laissé le nom de gélatine à la colle-forte, quelle qu'en soit la pureté.

matière animale qui , toutes circonstances égales d'ailleurs , se putréfie la première ; et qui,
formant les organes d'un animal , éprouve une
altération d'autant plus prompte que la quantité d'eau de composition est plus considérable.
Toutes les fois qu'on parviendra donc à préserver de putréfaction cette partie animale, on
disposera les autres parties à la dessiccation.
C'est à cette conclusion que j'ai été conduit par
mes recherches.

Pour trouver un moyen de conserver les cadavres et en général les matières animales , il
était essentiel d'examiner l'action des substances chimiques auxquelles on peut supposer des
propriétés qui produisent sur les parties constituantes de ces matières une action immédiate ; il fallait aussi qu'on pût toujours se les
procurer facilement , et qu'elles fussent d'un
prix modique. Je me suis assuré que les acides
ne conservent pas les matières animales; ils
les désorganisent plus ou moins promptement
et en raison directe de leur concentration. Plusieurs acides faibles, entre autres l'acide hy-
dro-chlorique à 5 degrés , peuvent être employés pour enlever les sels calcaires aux os.
L'acide nitrique, également à 5 degrés , peut

être mis en usage dans quelques cas particuliers; par exemple, quand on veut étudier le système nerveux; mais alors les os sont ramollis, la géline est en partie désorganisée, les muscles sont décolorés, flasques, ainsi que les viscères; les nerfs seuls restent d'un bleu nacré très-prononcé.

L'acide arsénieux a une action très-marquée sur les matières animales : je la ferai connaître incessamment dans mon second mémoire sur la gélatine. Il conserve bien les cadavres, mais semble favoriser la dessiccation. Dans les détails des expériences faites sous la surveillance des commissaires des deux académies, je citerai les effets qu'a produits l'emploi de cette substance.

L'acide acétique conserve les viandes, mais en les desséchant. Cet acide affaiblit le vinaigre, retarde la putréfaction, ramollit les os, ainsi que les muscles, qui sont décolorés par son action.

Les lessives concentrées dissolvent toutes les matières animales ; les solutions alcalines faibles désorganisent plus ou moins promptement ces mêmes substances. Une très-petite quantité d'alcali suffit, à chaud, pour décomposer une grande masse de *colle-matière*. Cet effet se pro-

(280)

duit souvent par ignorance dans les fabriques de colle-forte.

Les sels ne conservent les viandes que lorsqu'ils sont employés à sec, ou en dissolution très-concentrée; il faut que leur affinité soit assez grande pour qu'ils puissent s'emparer de l'eau de combinaison des matières animales. On peut donc affirmer que les sels ne conservent les viandes que parce qu'ils les dessèchent; aussi les sels plus solubles à chaud qu'à froid peuvent, quand ils sont injectés à chaud, en dissolution saturée, être considérés comme un bon moyen de conservation, mais qui ne pourrait être employé pour les travaux anatomiques, à cause des cristaux qui se déposent dans les organes lors du refroidissement du liquide injecté.

Les sels à base d'oxides métalliques ont en général peu d'affinité pour la géline, et ne conservent pas bien; ceux qui sont vénéneux peuvent seuls être exceptés. Les sels de cuivre et surtout ceux de mercure empêchent la putréfaction; mais plusieurs causes s'opposent à leur emploi : 1° leur action n'est pas assez énergique pour leur accorder la préférence; 2° il y a toujours du danger à les employer en grand;

3° ils altèrent fortement les instruments de dissection; 4° enfin ils coûtent fort cher.

Les sels alumineux sont les seuls que j'aie trouvés possédant la propriété de conserver les matières animales ; leurs bases se combinent avec la géline pour former un composé particulier ; l'acide est rendu libre.

Le règne végétal ne fournit que peu de produits capables d'empêcher ou de retarder la putréfaction ; l'alcool est à peu près la seule substance qui possède cette propriété. Il conserve de la même manière que les sels, en s'emparant d'une partie de l'eau de composition ; il blanchit, décolore et racornit les organes. L'alcool est la seule substance employée jusqu'à présent pour la conservation ; mais son action sur les tissus, son extrême volatilité, la difficulté de son transport et son prix élevé font désirer un autre procédé.

Le tannin ne peut être employé, parce que l'eau n'en contient pas assez en dissolution pour qu'une injection puisse suffire à la conservation ; un cadavre immergé, même dans une grande masse de tannée, ne se conserve pas mieux ; la peau se tanne, mais les chairs se décomposent.

L'acide gallique agit de la même manière, mais plus faiblement encore que le tannin.

Une substance huileuse, volatile et très-odorante, nouvellement découverte, et à laquelle on a donné le nom de CRÉOSOTE, a été présentée comme une panacée universelle, qui, entre autres propriétés, devait avoir celle de bien conserver les cadavres. Pour m'assurer de la vérité de cette assertion, j'ai, *le 18 octobre* 1835, injecté un sujet avec cent grammes de créosote dissous dans sept litres d'eau. Le 23, l'abdomen était fortement balonné et d'un vert bleu très-prononcé; le 26, la face gauche, le bras droit et toute la jambe gauche étaient verts; le 3o octobre, la décomposition était si prononcée, qu'elle nécessita l'inhumation. On objecta qu'il eût fallu, de plus, plonger le sujet dans un bain d'eau saturée de cette substance; mais son prix élevé m'empêcha de répéter cette expérience. D'ailleurs, je pense que l'odeur de la créosote serait toujours un grand obstacle à son emploi.

L'alun, sulfate acide d'alumine et de potasse, m'a donné les premiers bons résultats; mais, peu soluble à froid, il ne suffit pas quand la température atmosphérique s'élève au-dessus de 15 degrés 0[0. Un mélange d'alun, de chlorure de sodium (sel commun) et de nitrate de potasse (sel de nitre) m'a mieux réussi. J'avais essayé l'action du sulfate de soude, du chlorure de calcium (muriate de chaux), de l'hydrochlorate d'ammoniaque, etc... Elle était à peu près nulle.

Le phosphate acide de chaux est la première substance que j'aie employée en injection. Des reins, injectés avec une solution très-concentrée de ce sel, puis plongés dans un lait de chaux, se durcirent un peu à la surface, et se putréfièrent en peu de jours.

Le mélange de deux parties d'alun, de deux parties de sel et d'une partie de nitre en dissolution dans une quantité d'eau suffisante pour que le liquide marque 10 degrés, injecté, conserve bien les cadavres qui sont baignés dans le même liquide, mais seulement quand la température est au-dessous de 10 degrés 0[0. — Pour une température plus élevée, il faut chauffer le liquide, et ajouter du mélange des sels jusqu'à ce que l'aréomètre marque 25 ou 30 degrés.

De toutes les substances salines qui m'ont donné des résultats satisfaisants, les sels alu-

mineux déliquescents doivent avoir la préférence. L'acétate d'alumine et le chlorure d'aluminium m'ont parfaitement réussi. Enfin le
mélange, à parties égales, de chlorure d'aluminium à 20 degrés, et d'acétate d'alumine à
10 degrés, peut être considéré, employé en injection, comme un des bons moyens que nous
possédons aujourd'hui pour la conservation
des cadavres.

Maintenant que j'ai expliqué l'action des
agents chimiques sur les matières animales,
je vais entrer dans les détails des expériences.

J'ai présenté mon travail à l'Institut le
4 mars 1833. L'Académie des Sciences nomma
pour l'examiner une commission composée de
MM. Savart, Flourens, Chevreul, et Serre, rapporteur. Peu de jours après, M. Serre mit à ma
disposition, à la Pitié et dans son cabinet particulier, un cadavre que j'ai baigné dans une
cuve contenant une solution, à 10 degrés, de
deux parties d'alun, de deux parties de sel
commun et d'une partie de nitre. Ce sujet,
examiné à plusieurs reprises, parut bien conservé. Au bout de six semaines environ, on en
fit l'ouverture ; les chairs et les viscères étaient
dans un bon état de conservation ; mais des

circonstances particulières s'opposèrent à la continuation de cet examen.

Le 12 novembre 1834, l'Administration des Hospices m'accorda deux cadavres, que M. Orfila m'autorisa à placer dans un des grands pavillons de l'École pratique de la Faculté de Médecine. Ces deux sujets furent baignés dans le liquide à 10 degrés. Le 2 décembre, la commission de l'Académie des Sciences vint examiner ces deux sujets, qui furent livrés à la dissection. Ce même jour, un autre sujet me fut donné. Celui-ci fut injecté avec huit litres de la solution saline à 10 degrés. A la fin de décembre, ces trois cadavres étaient dans un bon état de conservation; on remarqua néanmoins que le derme, ainsi que les chairs, avaient pris un peu de consistance et une teinte blafarde; les organes profonds, qui n'avaient pas été en contact immédiat avec le liquide, étaient presque comme nature. Depuis cette époque jusqu'à la fin d'avril, la Commission s'assembla plusieurs fois et constata ces résultats.

Une commission formée dans le sein de l'Académie de Médecine, dans les premiers jours de mars, examina ces mêmes sujets, et de-

manda de nouvelles expériences. Un premier
sujet fut injecté avec la graisse colorée, et baigné ensuite. On injecta aussi, avec de la graisse
colorée, le cadavre injecté le 2 décembre. Ici on
put remarquer qu'il fallut plus du double de
matière grasse que pour un sujet frais, et que
les filets artériels les plus déliés avaient été pénétrés par l'injection.

Ces expériences, qui ont duré jusqu'à la
moitié du mois de mai, m'ont prouvé qu'une
injection de 10 à 12 degrés de densité, et l'immersion de ces cadavres dans un bain de même
liquide, peuvent suffire pour les conservations
destinées aux travaux anatomiques ordinaires,
et permettent une dissection de plusieurs mois.

A la fin de juillet 1835, M. Orfila a mis à
ma disposition, dans un des grands pavillons
de l'École-Pratique, tous les instruments et
ustensiles dont je pouvais avoir besoin; le
7 août, j'ai injecté un sujet avec le liquide à
12 degrés; puis je l'ai baigné dans un liquide
au même degré. Le cadavre, au bout de deux
jours, commença à se gonfler. Huit jours après,
il laissa dégager une si grande quantité de gaz,
que je fus obligé de le retirer de la cuve, au
fond de laquelle il n'était plus possible de le

maintenir. Placé sur une table, sa décomposition sembla arrêtée; il ne se dégagea plus de gaz, mais il s'échappa une très-grande quantité de liquide rougi par le sang. Le sujet, qui avait pris une couleur brune prononcée, se dessécha complétement. Pendant tout ce temps, on n'a pas remarqué d'odeur putride; c'était celle du jambon fumé.

Un deuxième sujet fut injecté avec le même liquide, et abandonné sur une table; il se décomposa au bout de cinq jours. Mais on doit remarquer que la température atmosphérique variait alors entre 20 et 30 degrés o{ı}o.

Le 8 août, un sujet fut injecté avec le liquide à 30 degrés de densité, ce qui nécessita l'élévation de la température jusqu'à 50 degrés o{ı}o. Ce cadavre s'est bien conservé, et fut disséqué jusqu'à la fin de décembre.

Ces diverses expériences me convainquirent que la solution saline employée avec succès pendant l'hiver était insuffisante pour les travaux qui seraient tentés durant l'été, c'est-à-dire à une température au-dessus de 15 degrés.

La réussite que j'obtenais par l'injection du même liquide plus concentré m'indiqua la marche à suivre.

J'ai dit que l'alun était décomposé, que la matière animale. la géline, se combinait avec l'alumine, et que l'acide sulfurique, rendu libre, produisait l'altération des tissus. Je devais donc chercher un sel alumineux contenant plus de base et un acide moins puissant.

Le 16 août, j'ai injecté un sujet avec huit litres d'acétate d'alumine à 20 degrés. Ce cadavre, placé sur une table sans aucune autre préparation, se conserva parfaitement bien pendant un mois; au bout de ce temps, on put remarquer que les narines, les paupières et l'extrémité des oreilles commençaient à se dessécher, ainsi que les mains et les pieds. Pour remédier à cet inconvénient, j'ai recouvert la moitié du sujet d'une couche de vernis. Au bout de deux mois, il fut facile de remarquer que la partie soumise à l'action de l'air avait considérablement diminué de volume, et se disséquait moins bien. Enfin, à la fin de janvier 1836, les parties vernissées, non disséquées, étaient encore bien conservées, tandis que le reste était complétement desséché, momifié.

M. le docteur Piory avait indiqué à l'Académie de Médecine un moyen de conserver les

cadavres : il s'agissait, selon lui, de les envelopper de lames d'étain, de toile, puis de vernis. Ce procédé m'a parfaitement réussi sur
un sujet injecté avec l'acétate d'alumine.

Un autre sujet fut injecté avec le chlorure
d'aluminium. Cette injection ne réussit pas
bien, et sur trois cadavres j'ai rencontré les
mêmes obstacles, c'est-à-dire que, le liquide
contenu dans la seringue ayant été introduit,
après l'espace écoulé pour la remplir de nouveau, le système circulatoire était tellement
oblitéré que la force même de deux hommes
ne suffisait plus pour en introduire une nouvelle quantité. A vingt degrés, le chlorure d'a-
luminium a une si grande affinité pour l'eau,
qu'il s'empare de celle qui constitue les organes. Toutefois les parties du cadavre qui ont
été pénétrées par le liquide ont été bien conservées, les muscles surtout avaient gardé leur
couleur.

J'ai injecté un autre sujet avec le chlorure à
8 degrés ; mais, au bout d'un mois, il était décomposé. Enfin, j'ai introduit un litre de chlorure à 10 degrés, et six litres à 20 degrés ; ce
sujet s'est conservé, mais les parties non disséquées étaient sèches au bout de cinq mois.

Un mélange de trois litres d'acétate d'alumine à 10 degrés, et de trois litres de chlorure d'aluminium à 20 degrés, injecté par l'aorte, ou mieux par l'artère carotide, m'a donné les résultats les plus satisfaisants.

J'ai déjà dit que toutes ces expériences se sont faites sous la surveillance de la commission de l'Académie des Sciences, de celle de l'Académie de Médecine, et de la commission Monthyon, composée de MM. Dulong, Magendie, Darcet et Dumas, rapporteur. Le compte que ces commissaires en ont rendu aux deux Académies me dispense de présenter ici le résumé de mes expériences.

Ces messieurs m'ont prié de répéter l'expérience du docteur Tranchina de Naples, qui consiste à injecter une solution de deux livres d'arsenic dans vingt livres d'eau de fontaine, ou mieux d'esprit-de-vin (1).

Pendant huit jours, le cadavre est resté parfaitement bien ; mais, après ce temps, il s'est

---

(1) L'arsenic est si peu soluble, même à chaud, dans l'eau et surtout dans l'alcool, que j'ai dû introduire le liquide saturé, tenant en suspension plus de la moitié de la poudre qui ne pouvait être dissoute.

graduellement desséché, quoique placé dans un local fort humide et à côté du robinet d'une fontaine qui servait toujours.

Injecté le 9 septembre, il fut examiné le 25 du même mois; mais, ce même jour, l'ayant proposé à plusieurs élèves pour la dissection, aucun d'eux ne voulut accepter ma proposition.

Le 16 octobre, il fut trouvé impropre à aucune recherche anatomique ; le 50, il était complètement desséché.

Je crois que l'emploi de ce moyen présenterait des dangers réels pour les anatomistes. En voici la preuve : M. le docteur Poirson a déclaré à l'Académie de Médecine avoir été fortement incommodé, ainsi que deux de ses collègues, pour avoir embaumé deux généraux avec cette substance; il attribue ce dérangement de santé à l'arsenic absorbé pendant la préparation.

J'ai fait remarquer aux commissaires que la table sur laquelle était le cadavre, que les croisées de la chambre, que le cadavre lui-même étaient couverts de mouches mortes; on en voyait une masse considérable sur l'ouverture pratiquée au sternum. Je crois pouvoir attri-

buer cet effet à un dégagement d'hydrogène
arseniqué ; ce dégagement est au moins probable, et on conçoit l'action de ce gaz sur l'économie animale.

Enfin, quand on songe qu'il y a toujours plus
de quatre-vingts cadavres en dissection à l'É-
cole-Pratique, et que conséquemment il y
aurait 160 livres d'arsenic à la disposition des
élèves, on comprendra que ce procédé ne serait
pas applicable.

A cette époque de mon travail, j'avais déjà
constaté que les moyens dont j'avais obtenu de
bons résultats dans le principe devenaient in-
suffisants lorsque les circonstances extérieures
changeaient ; que le sel d'alumine, dont je fai-
sais usage pour les injections, n'était pas assez
riche en alumine ; que la conservation n'était
pas assurée au-dessus d'un certain degré de
température ; enfin, j'avais trouvé dans l'acétate d'alumine une matière propre à former des
injections éminemment conservatrices.

C'est alors que des rapports furent lus à l'Institut et à l'Académie de Médecine. Je les cite
ici parce qu'ils constatent d'une manière authentique le point où j'étais parvenu ; déjà il
était possible, avec ces données, de disséquer

pendant toutes les saisons, sans craindre désormais les dangers attachés à ce travail durant les chaleurs.

INSTITUT DE FRANCE. — Académie des Sciences. — *Séance publique du lundi 28 décembre* 1835. — *Prix relatif aux moyens de rendre un art ou un métier moins insalubre.* — *Sur la conservation des cadavres, par* M. Gannal.

Votre commission a suivi avec intérêt les expériences de M. Gannal; elle s'est éclairée des lumières de ceux de nos confrères que leurs études obligent à pratiquer des dissections journalières, et elle se croit fondée à déclarer à l'Académie que les moyens indiqués en premier lieu par M. Gannal, et que, mieux encore, les simples injections d'acétate d'alumine à dix degrés aréométriques, qu'il a pratiquées plus tard, suffisent pour conserver les cadavres pendant plusieurs mois, même en été. Elle s'est assurée qu'il n'en résulte aucun inconvénient pour la dissection.

Votre commission a cru devoir attendre que

ce procédé fût régulièrement pratiqué dans quelque amphithéâtre un peu vaste avant de se prononcer d'une manière définitive. Elle sait combien les choses les plus simples sont difficiles à introduire dans le travail courant, parce qu'à l'emploi il surgit une foule d'obstacles imprévus.

Elle demeure convaincue toutefois que ce procédé peut rendre, dès à présent, de véritables services dans tous les pays où la dissection rencontre des difficultés, soit par la rareté des cadavres, soit par les préjugés de la population.

Prenant cette circonstance en considération, faisant d'ailleurs la part des obstacles que M. Gannal a rencontrés, des dégoûts qu'il a dû surmonter, pour exécuter les expériences qu'il a faites, votre commission a l'honneur de vous proposer de lui accorder, en attendant, un encouragement de 3,000 francs.

RAPPORT d'une commission formée dans le sein de l'Académie de Médecine, et composée de MM. Sanson, Roux, Dizé, Guéneau de Mussy, Breschet, *rapporteur, pour examiner un procédé de conservation des cadavres, découvert et proposé par* M. J.-N. Gannal, chimiste.

Messieurs,

Si l'anatomie est la base de toutes les bonnes études médicales, si presque tous les hommes qui ont le plus contribué aux progrès de la médecine et de la chirurgie ont été des anatomistes habiles, c'est rendre un grand service à ces mêmes sciences et à l'humanité que de découvrir un moyen qui facilite l'étude de l'anatomie et obvie à son insalubrité. Eh bien! messieurs, c'est une découverte de ce genre que M. Gannal prétend avoir faite.

Par une lettre, en date du 10 mars 1835, adressée à l'Académie de Médecine, par M. le ministre du commerce, cette compagnie savante est chargée de faire connaître à l'autorité supérieure son opinion sur le mérite réel du procédé de M. Gannal, pour la conservation des cadavres.

En conséquence, l'Académie a formé dans son sein une commission composée de MM. Sanson, Roux, Dizé, Guéneau de Mussy et Breschet; c'est au nom de cette commission que je viens aujourd'hui vous faire connaître les résultats de nos travaux.

Déjà deux commissions formées dans l'Académie des Sciences s'occupent de l'examen de cette même découverte de M. Gannal : l'une, considérant le procédé comme utile à l'étude des sciences qui s'occupent de la composition des êtres organisés; l'autre, le considérant comme moyen de rendre moins insalubre un art ou une profession, un prix ayant été fondé dans ce but par M. de Monthyon, dont le nom restera éternellement cher aux sciences et à la philantropie.

Les raisons qui ont empêché les anciens de porter très-loin la connaissance de la structure de l'homme et des animaux n'étaient pas seulement l'idée d'une souillure attachée à la vue et à la dissection des cadavres, ou la difficulté de se procurer des moyens de dissection ; mais encore l'impossibilité presque absolue de conserver les cadavres, en totalité ou en partie, a dû retarder les progrès de l'anatomie. Aristote, à qui Philippe de Macédoine avait donné toutes les facilités de disséquer des animaux, et qui devait avoir fait des collections, ne dit pas, dans les ouvrages qui sont restés de lui, comment il conservait les animaux qu'il n'examinait pas de suite, et Galien, dans ses administrations anatomiques, dit peu de mots sur ses moyens de conserver dans les liqueurs.

Cuvier, en faisant l'histoire des progrès des sciences naturelles, nous apprend qu'une des circonstances qui ont le plus contribué à l'avancement de ces sciences a été la découverte de l'alcool.

On est toutefois étonné de la nouveauté de nos moyens de conservation des animaux, pour les collections anatomiques et zoologiques, lorsqu'on se rappelle que du temps de Réaumur on ne connaissait pas encore l'art de conserver le corps des animaux avec leurs formes et leurs couleurs naturelles. Ainsi, dans le cabinet de ce célèbre naturaliste, on voyait les oiseaux écorchés et retenus par le bec avec un fil.

Les procédés taxidermiques ont presque tous pris naissance parmi nous, pour la formation des collections zoologiques ; mais nous manquons encore de moyens peu dispendieux, d'un transport facile et sous un petit volume , pour conserver les animaux destinés à servir aux recherches d'anatomie comparée , ou à l'étude de l'anatomie de l'homme.

Péron , dans la relation de son voyage aux terres australes, au commencement de ce siècle, déplore l'embarras des zoologistes dans les voyages de long cours, pour conserver les animaux, sans altérer aucun de leurs caractères zoologiques, et de manière à ce qu'ils puissent ultérieurement servir à des recherches anatomiques. Il dit qu'on rendrait un grand service à l'histoire naturelle et à la zoologie, si l'on pouvait résoudre le problème suivant :

« Un animal d'une espèce quelconque étant » donné, le conserver le plus sûrement , le plus » parfaitement, avec la plus petite quantité d'un » liquide alcoolique le moins fort possible. »

L'alcool est d'un prix très-élevé dans nos villes, où l'on paie un droit d'octroi considérable , et encore ne peut-il convenir qu'à la conservation des corps d'un petit volume.

Dans les voyages, cette liqueur est d'un transport difficile , d'une évaporation rapide, surtout dans les régions équatoriales, et souvent alors elle fait éclater les vases qui la contiennent; elle altère, dissout les résines ou le mastic résineux dont on se sert pour fermer les bocaux ou les autres vases qui contiennent les animaux.

Si l'on unit l'alcool à un acide, les os sont altérés, ramollis; les couleurs sont détruites; les scalpels et les autres instruments de dissection sont promptement oxidés, lorsqu'on veut disséquer les animaux conservés dans ces liqueurs.

Les mêmes inconvénients existent si l'alcool tient en dissolution de l'arsenic, du sublimé corrosif et plusieurs autres sels métalliques.

L'essence de térébenthine ne peut servir que pour de petites pièces; elle est peu transportable; elle altère plusieurs tissus, devient épaisse et trouble.

Les huiles ne peuvent convenir que pour la conservation de quelques poissons; leur acquisition est dispendieuse, et il est difficile de s'en procurer partout.

Les sirops qu'on a proposés pour la conservation de quelques parties animales, comme le cerveau, la moelle épinière, etc., sont d'un prix trop élevé pour s'en servir en grand; d'ailleurs, ils ne pénètrent pas profondément les

tissus, ne préservent que les surfaces extérieures, y déposent des cristaux ou une matière
visqueuse qui altère les couleurs ; enfin, ils
entrent facilement en fermentation, surtout
dans les pays chauds.

La créosote, conseillée dans ces derniers
temps pour la conservation des nerfs et de
l'encéphale, est d'un prix trop élevé ; mais,
comme nous n'en avons pas fait usage, nous
ne pouvons signaler son mode d'action sur les
tissus.

Le sel marin, employé seul et en solution,
a un mode d'action depuis long-temps connu,
et son insuffisance ne peut être contestée ; nous
ne parlons pas cependant des salaisons, parce
que cette méthode ne peut convenir pour conserver des cadavres destinés aux dissections,
ou pour préserver des animaux de la putréfaction, afin de pouvoir les disséquer plus tard,
ou les placer dans des collections zoologiques.

Dans un journal anglais sur la médecine, on
trouve, pour l'année 1818, qu'on propose de
remplacer l'alcool pour la conservation des
pièces d'anatomie et d'histoire naturelle par le
sel solide, qui n'est, comme on sait, que du

muriate de soude plus pur que celui du commerce. Cette proposition est inadmissible.

Les chlorures d'oxides de calcium, de sodium, de potassium, ont été recommandés pour la conservation de quelques pièces d'anatomie pathologique; mais ils ne peuvent convenir pour préserver de la putréfaction des pièces un peu épaisses, et surtout des animaux entiers.

Le vin, auquel on a ajouté de la dissolution nitreuse de mercure, a été employé par quelques navigateurs, pour conserver de petites collections zoologiques; son usage ne pourrait convenir en grand.

Les acides, plus ou moins affaiblis, attaquent les tissus et altèrent les instruments de dissection.

Les solutions aqueuses ou alcooliques des sels de mercure, la solution arsenicale, etc., sont dangereuses, par leurs émanations, pour l'anatomiste qui toucherait constamment des pièces imprégnées de ces sels métalliques; et de plus, elles durcissent les tissus, les resserrent, détruisent leur couleur et altèrent les instruments d'anatomie.

Nous dirons de l'acide pyro-ligneux et de

l'acide acétique ce que nous avons dit des autres acides. Cependant on a proposé, il y a environ quinze ans, l'acide pyro-ligneux, comme l'agent par excellence pour conserver les animaux et les pièces d'anatomie.

Tous les acides, et le vinaigre lui-même, attaquent la couleur des tissus organiques, les corrodent, s'emparent des sels terreux des os, les rendent flexibles, transparents, et couvrent les parties molles d'une couche de matière gluante qui cache les fibres et la structure des parties.

On sait que l'alun, que le nitre sont employés séparément en solution aqueuse pour conserver les pièces d'anatomie, pendant le temps de leur confection. On sait que les anatomistes emploient le nitre, ou simplement le salpêtre du commerce, non-seulement pour conserver les tissus charnus, mais encore pour donner une vive couleur rouge à la chair.

Voilà, messieurs, d'une manière rapide, l'exposé des moyens les plus communs, proposés ou employés pour la conservation des animaux entiers, ou pour celle des pièces d'anatomie normale ou pathologique.

Pour répondre à l'Académie sur le mérite de

la découverte de M. Gannal, nous dirons que son procédé consiste dans une solution dans l'eau, de trois sels que déjà on employait séparément dans les laboratoires d'anatomie, le *nitre*, le *sel commun* et l'*alun*.

Nous avons fait faire sous nos yeux des expériences par M. Gannal. Dans le courant du mois de mars dernier, deux cadavres furent placés dans une cuve à bain de deux mètres de longueur sur quatre décimètres de largeur et cinq décimètres de hauteur. On versa sur ces sujets une liqueur composée de sulfate acide, d'alumine et de potasse, de chlorure de sodium, de chaque deux parties, et une partie de nitrate de potasse.

L'eau qui tenait ces sels en solution était en quantité suffisante pour que le liquide marquât 15 degrés à l'aréomètre (pèse-sels), c'est-à-dire, et selon l'indication de M. Gannal, que le liquide devait marquer 7 à 8 degrés pendant l'hiver, et 12 à 15 degrés pendant l'été.

La cuve était placée dans l'un des pavillons de l'École-Pratique; et, dans cette salle, il y avait un grand nombre de tables couvertes de cadavres qui servaient à l'étude pratique de l'anatomie. Au bout de deux mois, ces cadavres

furent retirés de la baignoire où ils étaient
plongés, et on les disséqua. Ils n'avaient pas
changé d'aspect extérieur, et l'on reconnut que
les tissus et les organes intérieurs étaient bien
conservés, et pouvaient servir aux démonstrations anatomiques.

D'autres sujets avaient été examinés par la
commission de l'Académie des Sciences; ils
avaient été mis dans cette même liqueur depuis le 2 décembre 1834, et servaient encore
à la fin d'avril 1835.

Nous avons cru devoir demander à M. Gannal quelques autres expériences. Ainsi, nous
avons désiré qu'on fît des injections avec la liqueur conservatrice, portée dans le système
artériel : nous fîmes injecter un autre sujet
avec la matière grasse ordinaire, et plus tard
nous fîmes injecter, dans les vaisseaux du sujet qui avait reçu la liqueur conservatrice, une
matière composée de suif, de galipot, à parties égales, et colorée avec le cinabre (sulfate
de mercure).

Cette dernière injection a été heureuse. La
première injection du liquide salin a exigé huit
litres de ce liquide, qu'on a poussés par le ventricule gauche du cœur.

(305)

Le sujet, examiné au bout de deux mois,
était bien conservé, n'exhalait aucune odeur
fétide, et pouvait servir aux dissections ordinaires des élèves.

La commission avait désiré savoir si la putréfaction s'emparerait rapidement d'un cadavre après l'avoir retiré de la cuve, en le laissant, sur une table de l'amphithéâtre, exposé
à l'air et à l'influence des émanations putrides
provenant des autres cadavres. Un sujet fut
donc retiré de la liqueur saline conservatrice,
et resta quinze jours exposé à l'air. La putréfaction ne s'en est pas sensiblement emparée
durant ce temps. C'était pendant la dernière
quinzaine d'avril. On a vu les muscles du cadavre se dessécher, et, pour ainsi dire, se momifier, tandis que les tissus qui n'avaient pas été
mis en contact avec le liquide salin, ou qui
n'avaient pas été découverts et exposés à l'air,
restaient dans un état qui permettait encore
une analyse anatomique.

Nous devons dire que les tissus qui sont baignés par le liquide perdent leur couleur naturelle ; mais les organes profondément placés
n'éprouvent pas le même changement ; il n'y
a pas d'emphysème dans le tissu cellulaire. Ce-

pendant nous croyons avoir remarqué qu'il y avait moins de résistance dans les fibres des organes que chez un sujet mort depuis vingt-quatre ou quarante-huit heures.

Nous ferons remarquer que, dans aucune circonstance, il n'a été pratiqué sur les membres et le tronc de scarifications longues et profondes pour faire pénétrer le liquide dans l'épaisseur des tissus.

Le crâne lui-même n'était pas ouvert, et aucune couronne de trépan n'avait été appliquée sur la surface pour permettre au liquide de parvenir plus facilement jusqu'aux méninges et jusqu'à l'encéphale lui-même. Cependant, après plus de deux mois d'immersion dans la liqueur, le cerveau, extrait de la cavité crânienne, s'il ne pouvait pas servir à de nouvelles recherches sur sa structure, pouvait être employé aux démonstrations.

Mais pendant combien de temps peut se prolonger cette conservation? à quelle température peut-elle résister? et quelles sont les dépenses qu'elle nécessite? enfin peut-elle être faite en grand? c'est-à-dire pourrait-on, par ce procédé, conserver un grand nombre de sujets pendant l'été pour les livrer plus tard aux élèves pendant la saison des dissections? et si ces sujets, ainsi conservés, n'exhalent aucune odeur, ne deviennent en aucune façon une cause d'insalubrité ou de danger pour les élèves, pour les anatomistes eux-mêmes, ou pour les personnes qui habitent les maisons voisines des amphithéâtres d'anatomie, ne pourrait-on pas prolonger indéfiniment la durée des dissections, au lieu de ne les permettre que pendant les rigueurs de l'hiver?

Enfin, cette liqueur saline de M. Gannal a-t-elle des propriétés conservatrices assez prononcées pour être employée dans les voyages de long cours et les climats les plus chauds, pour rapporter en Europe des animaux nombreux et de grande stature pour servir à l'étude de l'anatomie comparée?

Le peu de volume offert par les substances salines, et l'eau de mer, qui pourrait servir à opérer la solution des sels au fur et à mesure qu'on aurait besoin de la liqueur, seraient des circonstances très-favorables à l'emploi de ce procédé.

Pour répondre à toutes ces questions, il aurait fallu varier, multiplier les expériences, les prolonger pendant un temps beaucoup plus long, et sur un très-grand nombre de sujets.

Ces expériences, dirigées dans cet esprit,

(3o8)

exigeraient des dépenses que nous n'avons pas
cru devoir imposer à l'auteur du procédé de
conservation des cadavres, qui déjà a fait des
frais multipliés, pour le remboursement desquels nous croyons devoir proposer à l'Académie de demander une indemnité, sans porter
préjudice à la récompense à laquelle pourra
avoir droit M. Gannal, lorsque les expériences
auront reçu l'extension que nous aurions désiré
pouvoir leur donner.

Quoi qu'il en soit, nous croyons, dans ce
rapport provisoire, devoir appeler l'intérêt de
l'Académie et de l'autorité supérieure sur le
procédé de conservation découvert par M. Gannal, et nous manifestons le désir qu'il lui soit
accordé une somme pour l'indemniser des frais
déjà faits et pour lui faciliter les moyens de
continuer en grand ses expériences.

Nous ajouterons que ce procédé de conservation peut être appliqué très-avantageusement
à divers cas de médecine légale.

Paris, le 16 juin 1835.

Ont signé : MM. Guéneau de Mussy, Dizé,
Roux, Sanson, Breschet, *rapporteur.*

Certifié conforme. Le secrétaire perpétuel de
l'Académie de Médecine,   *Signé* Pariset.

Le premier rapport de MM. les membres de la commission nommée au sein de l'Académie de Médecine n'était que provisoire ; de nouveaux faits devaient venir éclairer la conscience des juges : ces faits furent présentés, et voici le rapport que M. Dizé lut à l'Académie.

RAPPORT définitif de la commission nommée dans le sein de l'Académie de Médecine, pour examiner le procédé de conservation des cadavres, présenté par J.-N. GANNAL.

Messieurs,

L'Académie avait formé une commission composée de MM. Sanson, Guéneau de Mussy, Breschet, Roux et Dizé, pour lui faire connaître les résultats d'un procédé présenté par M. Gannal, ayant pour but la conservation des cadavres destinés à la dissection.

Notre honorable collègue, M. Breschet, présenta dans un rapport provisoire les expériences qui furent faites et les succès obtenus par M. Gannal.

Mais la commission ayant exprimé le désir

de donner plus de suite à des essais qui, d'après les résultats importants déjà obtenus, méritaient de fixer l'attention de l'Académie, elle lui proposa de multiplier, de varier les expériences, de les prolonger plus long-temps sur un plus grand nombre de sujets.

Mais les essais dirigés dans cet esprit exigeaient des dépenses : la commission n'avait pas cru devoir les imposer à l'auteur du procédé, qui déjà avait fait des frais multipliés; en conséquence, elle proposa à l'Académie de demander au gouvernement une indemnité pour les dépenses déjà faites, et pour continuer les expériences, sans porter préjudice à la récompense à laquelle M. Gannal pourrait avoir droit.

L'Académie seconda les vœux de la commission : elle fit obtenir du ministre de l'instruction publique la somme nécessaire pour couvrir tous les frais faits et ceux à faire pour continuer les expériences.

M. Gannal a fait une série d'expériences préliminaires, qui lui ont servi comme autant de jalons pour arriver à la conservation des substances animales; ces travaux l'ont ensuite dirigé à la recherche d'un antiseptique assez puissant, qui réunît à sa propriété conservatrice des cadavres celle de ne pas en altérer les tissus organiques, de ne pas trop affaiblir leur couleur naturelle, si importante à la démonstration anatomique.

Nous citerons les expériences les plus importantes, afin que vous puissiez apprécier le procédé qui est proposé.

Premièrement, les acides en général modifient la consistance des matières animales : ils les désorganisent en raison de leur degré de concentration ; quelques acides faibles, l'acide nitrique à 5 degrés, par exemple, peut servir quand on veut étudier le système nerveux ; alors les os perdent leur substance saline et sont réduits à leur trame organique, les muscles sont décolorés, flasques, ainsi que les viscères ; les nerfs seuls restent d'un blanc mat nacré fort remarquable.

L'acide arsénieux conserve bien les cadavres, mais c'est de l'arsenic ! il en faut un kilogramme pour un sujet ! Cependant les journaux de médecine ayant parlé d'un procédé découvert par le docteur Tranchina de Naples, la commission jugea convenable d'inviter M. Gannal à répéter cette expérience ; un sujet fut injecté avec un kilogramme d'acide arsénieux et dix litres d'eau ; ce sujet, examiné par votre commission, présentait tous les caractères d'une bonne conservation ; mais, d'une part, ce procédé était connu depuis long-temps, et, sous un autre rapport, il présente tant de dangers à l'emploi, que dans le cas où il fût jugé bon, votre commission se verrait forcée d'en proscrire l'usage : en effet, lorsqu'il y aurait vingt cadavres en dissection, vingt kilogrammes de cette substance vénéneuse seraient à la disposition du public.

L'acide acétique concentré conserve les viandes, mais en les desséchant ; ce même acide affaibli retarde la putréfaction, ramollit les os, ainsi que les muscles, qui sont décolorés par son action.

Les sels alcalins ne conservent les viandes que lorsqu'ils sont employés à sec ou en dissolution très-concentrée : il faut dans ce cas que les sels conservent de l'affinité pour l'eau de composition, en sorte qu'on peut dire que les sels conservent les viandes parce qu'ils les dessèchent ; aussi, d'après ces principes, les sels plus solubles à chaud qu'à froid peuvent, injectés à chaud en dissolution concentrée, être considérés comme moyen de conservation ; le nitrate de potasse est surtout dans ce cas.

On a signalé la créosote, substance végétale nouvellement découverte, comme pouvant servir à la conservation des chairs, ce qui était à vérifier : un cadavre, que nous avons fait injecter le 18 octobre, avec cent grammes de créosote et sept litres d'eau, était décomposé le 30 du même mois. Mais, pour répondre à l'objection qui fut faite, qu'il eût fallu le plonger dans un bain saturé de créosote, il suffit de dire que ce bain aurait coûté 200 francs; d'ailleurs, on aurait eu à combattre encore l'odeur de la créosote, qui pouvait devenir un obstacle dans les travaux anatomiques.

Une dissolution d'alun à huit degrés a mieux réussi ; mais la chair s'est racornie, elle est devenue blafarde et très-cassante.

Le mélange d'alun (sulfate acide d'alumine et de potasse), deux parties, de chlorure de sodium deux parties et de nitrate de potasse une partie, dissout dans l'eau, employé comme bain, a donné les premiers bons résultats.

Le phosphate acide de chaux est la première substance qui ait été employée en injection pour les cadavres ; ce sel ne s'oppose pas au mouvement de la putréfaction.

Des reins, injectés avec ce sel et plongés dans un lait de chaux, se sont durcis à la surface et putréfiés à l'intérieur.

D'après cette première partie des expériences de M. Gannal, il résulte que les sels alumineux sont les seuls qui conservent bien les matières animales et qui offrent un usage avantageux.

L'alun, employé seul, conserve bien, mais pour peu de temps ; ce sel peu soluble à froid (quinze degrés) ne suffit pas comme injection pour la conservation d'un cadavre ; il est indispensable de plonger le sujet dans un bain contenant le même sel.

Le mélange d'alun, de sel et de nitre, qui a été indiqué dans le rapport provisoire, n'a pas le même inconvénient ; un sujet injecté avec ce liquide, à dix ou douze degrés de densité, peut se conserver pendant plus d'un mois ; mais il est indispensable de le plonger, au moins de temps à autre, quand on veut prolonger sa conservation, c'est-à-dire pendant l'hiver entier ; mais, à une température au-dessus de quinze degrés, il est nécessaire d'injecter le li-

quide à la densité de vingt-cinq à trente degrés, et pour l'obtenir on est forcé de chauffer jusqu'à quarante degrés au moins.

Plusieurs cadavres injectés avec le liquide à
10 degrés, le 2 décembre 1834, ont été bien
conservés jusqu'à la fin d'avril; d'autres sujets,
injectés le 7 août, mais avec le liquide à 25 degrés de densité et 10 degrés thermométriques,
étaient encore, le 10 décembre, en bon état,
tandis que ceux qui furent injectés avec un liquide d'une densité inférieure n'ont pu résister à une température de 20 à 25 degrés, quoiqu'ils fussent plongés dans un bain marquant
15 degrés.

Le bain de liquide salé a, indépendamment
de l'inconvénient de la dépense des sels nécessaires et de l'embarras des cuves, qui exigent
un grand emplacement, le défaut de mégir la
peau, et par conséquent de la durcir considérablement.

C'est pour ces motifs que de nouvelles tentatives ont été faites, qui ont conduit aux résultats suivants : à démontrer que tous les sels
à base alumineuse, soluble, sont décomposés;
que ceux qui sont très-solubles offrent tous les
avantages de l'alun employé en solution très-

(316)

concentrée, et n'en ont pas les inconvénients.

Par exemple, une solution d'acétate d'alumine à 20 degrés, injectée le 16 août 1835, a parfaitement bien conservé jusqu'à ce jour un sujet abandonné sur une table sans aucune autre préparation ; seulement, au bout d'un mois, on remarqua qu'il commençait à se dessécher. Alors on en couvrit une partie d'une couche de vernis, ce qui l'a préservée de l'évaporation. Aujourd'hui, 25 janvier 1836, la partie vernissée se dissèque encore facilement et comme un sujet frais, tandis que l'autre partie offre de la résistance à la dissection.

Dans les premiers jours de septembre, un autre sujet fut injecté avec l'acétate d'alumine à 15 degrés ; quoique ce fût le cadavre d'une femme morte des suites de couches, il se conserva très-bien.

Le 12 septembre, un sujet fut injecté avec le chlorure d'alumine à 20 degrés. Cette injection ne réussit pas bien, et on ne put en introduire que trois litres. Cependant le cadavre se conserva parfaitement. Cet insuccès dans l'introduction du liquide conduisit à l'observation suivante : que le chlorure d'aluminium à 20 degrés agit si puissamment sur les tubes artériels, qu'il les oblitère tellement, que le liquide ne passe plus ; mais, pour remédier à cet inconvénient, il suffit d'injecter un premier litre de liquide à 10 degrés , et le reste à 20. Le chlorure d'aluminium a tous les avantages de l'acétate d'alumine, et a, de plus, celui de conserver la couleur des muscles d'un rouge plus prononcé.

Un mélange d'acétate d'alumine à 10 degrés et de chlorure de même base à 20 degrés, injecté, est un bon conservateur.

L'emploi de l'un de ces sels, ou le mélange que nous venons d'indiquer, offre l'avantage de conserver les cadavres, sans qu'il soit nécessaire de leur faire subir d'autres préparations.

La densité des solutions d'acétate et de chlorure d'aluminium doit être graduée suivant l'état atmosphérique. Quand on veut prolonger indéfiniment la conservation du sujet, il est essentiel de l'employer à 20 degrés ; il est également nécessaire, dans ce cas, de recouvrir le sujet d'une couche de vernis, dont la seule propriété est de s'opposer à une dessiccation trop prompte , qui deviendrait nuisible à la dissection.

Les premières injections furent faites par

l'aorte. Plus tard, pour éviter le déchirement des parties pectorales, on les fit par l'artère carotide, ce qui réussit toujours très-bien quand on pousse le liquide de haut en bas.

Après l'injection saline, on peut, au bout de quarante-huit heures, injecter de la graisse colorée ; on peut même injecter après deux mois avec le même succès.

De la série des expériences que nous venons d'exposer, il résulte :

1°. Qu'une solution d'alun, de sel et de nitrate de potasse, injectée à 10 degrés, suffit pour conserver les cadavres à une température au-dessous de 10 degrés thermométriques ; que, pour une température plus élevée, il faut porter la densité à 25 ou 30 degrés, et immerger les sujets dans un liquide à 10 ou 12 degrés.

2°. Qu'il est préférable d'employer l'acétate d'alumine, parce qu'il conserve mieux ; que le derme n'éprouve pas d'altération, et que les centres des organes restent *comme nature*, sauf la couleur des muscles, qui devient blanchâtre.

3°. Que le chlorure d'aluminium offre les mêmes avantages.

4°. Que, pour la conservation des parties de cadavres qui n'ont pas été injectées, il est nécessaire de les immerger dans un mélange d'eau et d'acétate ou de chlorure marquant 5 à 6 degrés.

Mais cette partie du travail est renvoyée aux expériences qui vont être entreprises sur la conservation des pièces d'anatomie pathologique.

Messieurs, telle est la suite des expériences faites par M. Gannal, depuis le premier rapport provisoire qui vous fut présenté.

La commission a suivi avec attention les nouvelles expériences; les résultats obtenus lui ont démontré qu'on peut, au moyen des procédés indiqués par M. Gannal, conserver les cadavres destinés à la dissection, et prolonger leur conservation bien au delà du terme que pourrait exiger le travail le plus minutieux.

Comme nous l'avons indiqué, les sels solubles à base d'alumine offrent ce moyen conservateur sans aucun danger dans leur emploi; on peut aussi se les procurer à bas prix.

Leur propriété antiseptique est fondée sur leur action chimique, qui modifie les substances animales, soit en leur enlevant l'eau de composition qui en détermine la putréfaction, soit en s'opposant à son action immédiate.

C'est donc une justice à rendre à M. Gannal que de considérer son travail comme un service important rendu à la science, à l'humanité, et qui pourra être d'une grande utilité pour les explorations anatomiques de la médecine légale.

En conséquence, votre commission a l'honneur de vous proposer l'envoi du présent rapport : 1° au ministre de l'instruction publique, comme objet de perfectionnement pour les travaux anatomiques, et pour réclamer la continuation de ses bonnes dispositions à donner de la suite aux expériences de conservation des pièces d'anatomie pathologique ;

2° Au ministre du commerce et des travaux publics, comme objet de salubrité publique.

Sur la demande d'un membre de l'Académie, le renvoi du présent rapport à la commission de publication est décidé à l'unanimité.

Ont signé : MM. *Guéneau de Mussy, Sanson, Breschet, Roux, Dizé*, rapporteur.

Certifié conforme. Le secrétaire perpétuel de l'Académie de Médecine, signé *Pariset.*

Réflexions. Le mélange de sulfate acide d'alumine et de potasse, de nitrate de potasse et de chlorure de sodium m'avait fourni d'abord quelques bons résultats. Mais lorsque de nouvelles expériences furent tentées à une température au-dessus de 10° centigrades, ce liquide, que je n'employais qu'en bain, ne répondit pas à mon attente. Alors j'essayai d'injecter avec cette dissolution concentrée les cadavres plongés ensuite dans un bain de même nature. La conservation fut ainsi rendue plus durable; mais elle ne put encore balancer les influences d'une atmosphère très-chaude et très-humide, long-temps prolongées.

J'observai qu'après vingt-quatre heures d'immersion des cadavres dans le bain, toute l'alumine avait été absorbée : ce fait, bien constaté, fut pour moi un trait de lumière.

Puisque la conservation s'opère par la combinaison de la géline avec l'alumine, me dis-je alors, et que l'alumine fournie par le sulfate acide ne donne pas assez de l'élément conservateur, *recourons à des sels d'alun plus riches en alumine et plus solubles dans l'eau.*

Voici les données dans lesquelles je me renfermai : *Trouver un sel d'alumine qui conserve bien les cadavres, et qui puisse, par la modicité de son prix, être employé en grand dans les amphi-*

théâtres. J'abandonnai mes essais sur le nitrate d'alumine, parce qu'il sortait de mes données par *son prix élevé*. Le chlorure d'aluminium que j'expérimentai dut être abandonné de même : 1° parce que, eu égard à son excessive affinité pour l'eau, il dessèche instantanément la membrane interne des artères, y produit ainsi une oblitération, et rend impossible la fin de l'injection ; 2° parce que, si l'on est parvenu à pratiquer l'injection, en la faisant précéder d'un peu d'essence de térébenthine, l'acide hydrochlorique contenu dans les chairs altère les instruments et empêche la dissection. D'ailleurs le chlorure d'aluminium, comme tous les chlorures solubles, est un mauvais agent de dessiccation ; car il est hygrométrique.

L'acétate d'alumine conserve bien les matières animales, comme on a pu le voir dans l'observation que j'ai citée à la fin du chapitre précédent. Mais il coûte cher, et pour ce motif il ne peut être employé dans les amphithéâtres.

J'ai donc dû rechercher un moyen plus économique ; je l'ai trouvé dans le *sulfate simple d'alumine*. Ce sel peu connu, auquel personne

(525)

ne pensait avant moi, est d'une préparation simple et d'un prix modique.

Un kilogramme de ce sel coûtant un franc au plus, dissous dans deux litres d'eau, suffit en hiver pour conserver par injection un cadavre frais pendant trois mois. Il n'est même pas nécessaire, pour conserver un cadavre pendant un mois ou six semaines, de faire pénétrer l'injection par les systèmes artériel ou veineux; *un lavement d'un litre par l'anus, un autre par la bouche, suffisent pour cette conservation limitée.* Ce procédé est appliqué à Clamart pour la totalité des cadavres destinés à la dissection. La puissance conservatrice de ce sel sera facile à comprendre, si l'on rapproche son analyse de celle du sulfate double donnée précédemment :

100 parties de *sulfate simple d'alumine* sont formées d'*alumine* 30 ; *d'acide sulfurique* 70. Ce sel bien préparé, exempt de fer, contient ordinairement de 36 à 40 pour o[o d'eau.

Voici une table des différentes densités de ce sel, selon la quantité d'eau dans laquelle il est mis en dissolution.

Un kilogramme dissout dans 500 grammes d'eau donne un litre de liquide qui marque 52° à l'aréomètre de Baumé.

' Cette même quantité dans un litre d'eau
marque   20°.

Dans deux litres   17°.
Dans trois litres   11°.
Dans quatre litres   8°.
Dans cinq litres   6°.

Cette table est importante, parce qu'elle
donne la composition de différents liquides
dont nous verrons l'application.

Le liquide d'injection, dont nous avons indiqué la préparation et la quantité, est suffisant
pour l'hiver et les températures moyennes;
mais lorsque la chaleur dépasse 20°, elle doit
être plus abondante, ou la solution plus concentrée.

Il est aussi nécessaire, lorsqu'il s'agit de
conserver un cadavre pendant un temps plus
long, de neutraliser l'acide sulfurique; on
l'enlève par une addition d'acétate de plomb.
250 grammes de ce sel pour un kilogramme
de sulfate sec produisent l'effet désiré. — Si la
conservation devait être indéfiniment prolongée, l'emploi de l'acétate de plomb finirait à
la longue par teindre l'épiderme en noir. En
effet, comme il est impossible de faire disparaître la totalité du plomb, la faible quantité

(525)

de ce sel restée dans le liquide se trouve alors
décomposée par l'acide hydro-sulfurique que
dégage le cadavre, ou même par le soufre qu'il
contient, et le sel de plomb est changé en un
sulfure, poudre noire, insoluble, donnant aux
cadavres tout l'aspect extérieur des nègres.

Je conserve dans ma collection un enfant
traité d'après cette méthode : sa peau, après
un an, s'est noircie, non de cette couleur qu'on
observe sur les matières animales en dessiccation, mais de la plus belle couleur de nègre
qu'il soit possible de voir.

Je m'arrête à ces détails; car les faits de conservation prolongée dont nous venons de parler sortent déjà des besoins de l'anatomiste; et,
avant de passer à d'autres considérations, il
est bon d'épuiser tout ce que nous avons à faire
connaître sur mes procédés de conservation
appliqués dans les amphithéâtres aux sujets
qui doivent être disséqués : la conservation de
ces sujets, on le sait, serait prolongée sans aucun avantage au delà de deux à trois mois dans
toutes les saisons.

Je terminerai donc ce qui est relatif à cette
première partie de mon travail, par le rapport
de la commission des membres de l'Institut.

Ils ont jugé que le résultat de mes recherches était de haute utilité, et qu'il méritait l'encouragement du grand prix Monthyon, fondé pour la découverte qui porterait remède à l'insalubrité d'un art ou d'une profession.

Voici ce rapport.

Sur la conservation du cadavre, par M. GANNAL.

L'Académie sait fort bien, car elle a voulu qu'un encouragement fût accordé à l'auteur, que M. Gannal a fait de nombreux essais pour la conservation des cadavres, soit dans le but d'assainir les amphithéâtres de dissection, soit dans celui d'obtenir un moyen d'embaumement à la fois économique et assuré.

En ce qui concerne l'embaumement des cadavres, chacun conçoit qu'avant d'émettre un avis, il serait indispensable de prolonger les épreuves pendant plusieurs années, ce qui n'a pas encore eu lieu pour le procédé dont il s'agit. D'ailleurs, comme cette industrie demeurerait en dehors des attributions de votre commission des arts insalubres, lors même qu'elle serait parvenue à se perfectionner, nous n'avons voulu l'examiner qu'à titre de renseignement. Le jugement que nous allons porter doit donc être considéré comme s'appliquant exclusivement aux procédés concernant les amphithéâtres de dissection.

Dans ce dernier cas, les expériences étant bien moins longues, on a pu les varier et les multiplier suffisamment pour qu'il soit bien démontré que l'on possède actuellement un procédé capable de conserver les cadavres pendant tout le temps que les dissections les plus minutieuses peuvent exiger.

Ce procédé est d'une exécution facile ; il est économique ; il repose sur l'emploi de matières qui n'ont rien de vénéneux. En effet, après divers essais et tâtonnements, l'auteur s'est arrêté à la méthode suivante : il injecte un sel alumineux, dissous dans l'eau, par l'une des carotides ; quelques litres de liqueur suffisent, et le cadavre abandonné à l'air libre s'y conserve longtemps sans putréfaction ; quelquefois même il finirait par s'y dessécher et par s'y momifier.

L'auteur s'est servi d'acétate d'alumine préparé par l'acétate de plomb et le sulfate d'alumine et de potasse. Cet acétate d'alumine, employé au titre de 18° de l'aréomètre de Baumé, et à la dose de cinq à six litres, suffit pour conserver un cadavre pendant cinq ou six mois.

Il a fait également usage de sulfate simple d'alumine pour se procurer l'acétate de cette base. Avec 1 kilogramme de sulfate simple d'alumine en masse, 250 grains d'acétate de plomb et 2 litres d'eau, on obtient la dose de mélange nécessaire pour conserver un cadavre pendant quatre mois.

L'auteur indique même l'emploi du sulfate simple d'alumine tout seul, qui, à la dose d'un kilogramme de sel concret pour quatre litres d'eau, suffirait pour conserver un cadavre pendant deux mois.

Par l'emploi de ces procédés, on peut compter que les cadavres se conserveront sans odeur pendant vingt jours, un mois, six semaines, plus ou moins, selon les circonstances de température, l'état du cadavre, et la quantité de liqueur que l'injection a réellement fait pénétrer dans les vaisseaux.

Votre commission s'en est assurée par elle-même en examinant des cadavres préparés par M. Gannal; mais elle n'a pas voulu s'en rapporter à sa propre expérience, et afin d'obtenir une pleine conviction sur l'utilité pratique du procédé, elle a voulu consulter les personnes qui s'occupent habituellement de dissection. Leur opinion a été unanime.

Parmi les expériences ou les applications dont le procédé de M. Gannal a été l'objet, nous placerons au premier rang la série de faits observés par notre honorable confrère M. Serres. Voici les détails qu'il nous a transmis à ce sujet.

« Au mois de juin 1856, on a injecté dans » l'amphithéâtre des hôpitaux le cadavre d'un » homme âgé de vingt-deux ans. Abandonné à » l'air libre dans un cabinet exposé au midi, et » sur une table de bois, il s'est conservé jus- » qu'au mois de septembre, et il a fini par se » momifier.

» Au mois de juillet, on a injecté huit cada- » vres qui ont pu servir aux dissections, chacun » pendant quinze jours.

» Aux mois d'août et de septembre, on a in- » jecté soixante cadavres, qui, l'un dans l'au- » tre, se sont conservés pendant vingt jours.

» De ces expériences, ajoute M. Serres, il ré- » sulte que le liquide fourni par M. Gannal con- » serve les cadavres de manière :

» 1° A permettre leur dissection pendant » l'été, chose que l'on n'avait pu faire jusqu'à » présent à l'école anatomique des hôpitaux;

» 2° A permettre de donner à l'enseignement
» de la médecine opératoire un développement
» que jusqu'alors elle n'avait point eu nulle part;
» car, aux mois d'août et de septembre, nous
» avons pu conserver, comme au milieu de l'hi-
» ver, trente cadavres à la fois sur les tables, et
» faire répéter à soixante-dix élèves toutes les
» opérations, en suivant une marche régulière
» et jusqu'alors impossible. »

À cette série d'observations déjà si décisives, nous ajouterons les renseignements qui nous ont été fournis par divers anatomistes bien connus dans la science.

Ainsi, M. Dubreuil, l'honorable doyen de la faculté de médecine de Montpellier, s'est empressé, dans l'intérêt des études anatomiques, de faire les essais convenables pour s'assurer de l'efficacité du procédé dont il s'agit. Au printemps de l'année dernière, le premier cadavre sur lequel il a opéré s'est conservé pendant quarante et un jours, et l'on a mis fin à l'essai sans que rien n'annonçât la putréfaction. Sur un second cadavre, le résultat fut le même, bien qu'on l'eût choisi dans les conditions les plus défavorables,

M. Bourgery. qui s'occupe, comme on sait,

de la publication d'un grand ouvrage d'anatomie, déclare que ce procédé a fort bien réussi entre ses mains, et qu'il lui a été fort utile. En été, il a injecté deux cadavres qui se sont conservés pendant trois semaines ; en hiver , il en a injecté un troisième, et celui-ci, bien qu'il fût placé dans un cabinet chauffé à 15 degrés, s'y est conservé durant sept semaines.

M. Auzoux, qui a formé loin de Paris un établissement pour l'exécution de ses pièces d'anatomie artificielle , emploie le procédé de M. Gannal pour mettre sous les yeux de ses ouvriers les préparations qu'ils doivent reproduire. Ce procédé lui a rendu de grands services.

MM. Velpeau, Amussat, qui ont eu l'occasion de le mettre à l'épreuve , s'en sont également bien trouvés.

Votre commission était éclairée d'ailleurs par un rapport fait à l'Académie de Médecine, qui renferme des détails circonstanciés sur les essais successifs par lesquels M. Gannal a dû passer avant d'arriver à la méthode simple et facile qu'il emploie aujourd'hui.

D'après l'ensemble des renseignements qu'elle a recueillis, votre commission se croit fondée à dire que le procédé de M. Gannal, tel qu'il est, peut rendre de très-grands services aux études anatomiques ; qu'il les dépouille, en grande partie, de ce qu'elles ont de repoussant, et qu'il leur ôte presque entièrement, peut-être, ce qu'elles peuvent avoir d'insalubre.

On vient de voir que M. Bourgery, M. Auzoux, et en général les personnes qui se livrent à des recherches suivies d'anatomie, emploient ce procédé, et qu'elles s'en trouvent bien. Nous aurions désiré qu'il eût été adopté dans quelque grand amphithéâtre d'anatomie, et que son emploi y eût subi toutes les chances d'une grande pratique. Il paraît que la dépense nouvelle que son application occasionerait s'est opposée jusqu'ici à son adoption dans ce genre d'établissement.

Cependant il est incontestable que l'emploi des injections de M. Gannal dépouille les cadavres de toute odeur putride, et l'on peut espérer qu'il diminuerait ou ferait cesser les accidents funestes qui surviennent assez souvent aux anatomistes qui ont le malheur de se blesser en disséquant. Ceci n'est encore qu'une présomption ; une expérience en grand peut seule prononcer.

Votre commission pense donc qu'il y a lieu de recommander l'adoption de ce procédé dans les amphithéâtres de dissection, encore bien qu'il doive occasioner un très-léger accroissement de dépense. Combien cette considération est faible, quant il s'agit, en effet, de rendre les études anatomiques plus faciles, plus saines ; quand il s'agit de les rendre plus fructueuses, puisque chaque cadavre pourra servir à un bien plus grand nombre d'élèves, et que ceux-ci, travaillant sans dégoût ni répugnance, conserveront bien mieux le libre exercice de leurs facultés !

Tout bien compté, la dépense, déjà très-faible, et qui le deviendra bien plus encore par la suite, cette dépense se convertit donc en une véritable économie, si l'on veut calculer, par exemple, ce que coûte l'éducation anatomique d'un élève. A l'aide du nouveau procédé, il faudra moins de sujets pour le même nombre d'élèves, ou bien, avec le même nombre de cadavres, on fera l'éducation d'un beaucoup plus grand nombre d'élèves.

Ces considérations ont frappé votre commission ; elle a pensé que le procédé qui nous occupe était suffisamment éprouvé ; qu'il pouvait être mis, dès à présent, en pratique d'une manière habituelle dans les amphithéâtres de dissection ; que, s'il n'en est pas déjà ainsi, cela tient évidemment à des circonstances administratives.

En conséquence, elle a l'honneur de vous proposer d'accorder à M. Gannal un prix de 8,000 francs. »

Les membres de la commission avaient pensé qu'il convenait de recommander mon procédé dans les amphithéâtres de dissection : leur vœu est en partie accompli, puisque, par décision de l'administration centrale des hospices, les *cadavres seront désormais soumis, dans les vastes salles de Clamart, à l'une des injections dont j'ai donné la composition.*

Cette décision n'étonnera point ceux de nos lecteurs qui savent que M. Serres est chargé de la direction des travaux anatomiques à Clamart : ce savant, en effet, auquel ses travaux assurent un rang si distingué, est depuis long-temps connu par le zèle et le noble désintéressement qu'il met à propager toute découverte utile.

§ 2. *Conservation des pièces d'anatomie normale, d'anatomie pathologique et d'histoire naturelle.*

Comme j'ai l'intention de publier ultérieurement un travail complet sur la conservation des pièces d'anatomie pathologique, et des objets d'histoire naturelle, que d'ailleurs les détails dans lesquels je pourrais entrer m'entraîneraient au-delà des limites qu'il me convient de donner à mon travail, je me contenterai de consigner ici quelques résultats obtenus depuis trois ans, et la composition des liquides qui les ont donnés.

1°. En 1835, je pris la cuisse et tous les organes contenus dans la cavité abdominale d'un enfant venu à terme ; je les traitai d'après les indications qui vont suivre, et aujourd'hui, 8 décembre 1837, je conserve ces pièces dans deux bocaux. On peut s'assurer qu'elles n'ont subi aucune altération, et qu'elles sont aussi propres à l'étude que lors de leur séparation du sujet.

2°. En 1835, M. le docteur Béniquet avait à faire des travaux sur le cerveau ; il se servit de mon liquide pour conserver les têtes entières, dont il avait besoin. Ses expériences finies,

il me remit une tête qui lui restait ; je la conserve dans mon cabinet. Il est impossible d'y
reconnaître la trace la plus légère de décomposition putride, ni aucune altération produite
par l'action de mon liquide.

3°. J'ai conservé intacte pendant trois mois une
tête de barre (poisson du genre Silure) pesant plusieurs livres ; cette tête a été livrée à la dissection.

4°. J'ai conservé des sangsues et d'autres vers
pendant plusieurs années, sans m'apercevoir
qu'ils eussent rien perdu des propriétés que le
naturaliste a besoin de connaître.

5°. Même observation sur les différents organes des oiseaux et des mammifères : des têtes
de faisans, plongées avec leurs plumes dans la
liqueur conservatrice, après quinze jours de
macération dans ce liquide, présentent la couleur rouge qui environne l'œil d'une nuance
aussi vive qu'à l'instant de l'immersion.

Je pourrais multiplier ces exemples et reproduire ici plusieurs centaines d'essais aussi con-
cluants, tentés dans le cours de mes expériences ; mais, comme il n'en pourrait résulter
aucun avantage pour le lecteur, je m'arrête.
D'ailleurs, l'emploi que le capitaine Durville
fait de ma liqueur dans son voyage scientifique,

et les mille épreuves auxquelles elle se trouve chaque jour soumise de la part des hommes que l'étude des sciences naturelles porte à y recourir, seront la confirmation la plus fidèle et la plus sûre.

Enfin, je serai toujours heureux de recevoir les observations, les remarques et les critiques des personnes qui, dans un intérêt scientifique, auraient à me signaler une des circonstances qui peuvent modifier les applications. Plusieurs sans doute me sont échappées, et comme je désire par dessus toutes choses amener mes procédés au plus haut degré de perfection, je serais reconnaissant des secours qui pourraient me faire atteindre le but. Voici la composition des liquides (1) que j'emploie pour la conservation des différentes pièces d'anatomie normale, d'anatomie pathologique et d'histoire naturelle.

1°. Une solution de sulfate simple d'alumine

____

(1) Ces liquides, qu'on peut employer pour la conservation limitée des poissons destinés aux dissections, ne suffisent pas pour leur conservation indéfinie; mais j'aurai l'occasion, dans mon travail sur la conservation des pièces d'anatomie pathologique, d'indiquer un autre procédé.

à 6 degrés, c'est-à-dire la dissolution d'un kilogramme de ce sel dans six litres d'eau.

2°. La dissolution du sulfate simple dans de l'eau saturée d'acide arsénieux : — 5oo grammes d'arsenic pour 4o litres d'eau ; — 6 litres de cette dissolution pour un kilogramme de sulfate simple.

3°. De l'acétate d'alumine à 5 degrés saturé d'acide arsénieux.

Usage. Je fais dégorger pendant quinze jours les pièces dans le premier liquide ; au bout de ce temps, je les extraits pour les mettre dans un bain du second liquide. Elles peuvent y rester de trois à cinq mois ; enfin, retirées, elles sont placées dans le troisième liquide. C'est ainsi que je conserve depuis trois ou quatre ans des pièces que tout le monde peut venir visiter.

Il est inutile que je revienne ici sur la préparation des pièces sèches, j'en ai donné un exemple dans le chapitre septième ; cependant, comme je n'ai indiqué alors que l'injection d'acétate d'alumine, sans ajouter aucune observation, un des résultats que j'ai obtenus par le sulfate simple, rapporté maintenant, sera une confirmation utile des préceptes que j'ai donnés plus haut. Des savants distingués ont fait l'examen des vaisseaux et des grands viscères d'un sujet injecté depuis six mois, et nous verrons combien était satisfaisant l'état des organes après un temps si long.

M. le professeur Dumas, traitant de l'acétate d'alumine dans le cours qu'il fait à l'École Polytechnique, fut amené à parler de l'application que j'avais tentée avec succès, de ce sel à la conservation des cadavres : il me pria de lui confier quelques pièces qu'il pût montrer aux élèves de l'école. Je m'empressai de lui en remettre plusieurs; j'y ajoutai le premier cadavre que j'eusse injecté avec la dissolution de sulfate simple à 5o degrés; c'était le corps d'un fœtus qui n'avait vécu que quinze jours. Injecté depuis six mois et abandonné à l'air dans mon laboratoire, ce cadavre avait perdu environ la moitié de son eau de combinaison; — les pieds, les mains, les oreilles, étaient desséchés; — la face était couverte de *byssus* (1),

---

(1) Ces productions à la surface des pièces sèches, non recouvertes d'un vernis, n'amènent pas, il est vrai, la décomposition putride; mais elles les altèrent et tendent à les détruire. J'avais senti toute la gravité de ce fait pour

mais aucune trace de décomposition ne faisait croire à une dissolution prochaine des organes.

Le lendemain du cours, M. le docteur Cazalis me demanda dans quel état devaient être les vaisseaux à cette époque de la conservation. —Le sujet, lui dis-je, est à votre disposition et vous pouvez vous en assurer vous-même. — Alors il fit l'ouverture de la poitrine, plaça le siphon dans l'aorte, et une injection grasse d'environ 3oo grammes fut poussée dans le système artériel.

L'injection refroidie, le sujet fut ouvert; les intestins étaient dans un état de conservation remarquable, et l'injection les avait pénétrés, ainsi que le cerveau, qui fut trouvé à l'état normal. Enfin, l'artère brachiale, suivie dans ses divisions et ses subdivisions jusqu'à la paume de la main, a été vue injectée. Depuis cette époque, j'ai souvent montré ce sujet aux personnes qui visitent mon laboratoire; il est plongé dans le liquide conservateur, et je puis le soumettre à l'examen des anatomistes, pour lesquels les faits seuls ont de l'importance.

------

les embaumements; après de nombreux essais, je suis enfin parvenu à trouver le moyen d'en empêcher le développement.

Des observations de la nature de celle-ci prouvent que j'ai donné aux anatomistes des moyens de conservation qui répondent largement à tous les besoins de la science; et de plus, on doit remarquer que j'ai fait mes expériences dans les circonstances les moins favorables. En effet, pour l'essai de tous les moyens que je supposais doués de propriétés préservatrices, j'ai choisi, comme dans le cas précédent, des fœtus, sujets les plus disposés à tomber en dissolution, puisque chez eux la matière animale n'est pas encore entièrement formée, qu'ils renferment une quantité considérable d'eau de combinaison, beaucoup de géline et fort peu de chair musculaire. Cette manière de procéder m'a dispensé d'une foule de tâtonnements et m'a mis à l'abri de toute déception. L'aspect des fœtus et la constitution intime de leurs tissus varie peu de l'un à l'autre; mais la différence, bien faible pour ces sujets, est immense pour les hommes d'un âge avancé : le tempérament, l'idiosyncrasie, qui se dessinent plus tard, établissent mille degrés, mille nuances dans la tendance à la décomposition, et le sujet dont les tissus cèdent le plus rapidement aux causes dissolvantes est à peine sur la ligne des enfants nouveau-nés. — Cette opinion, que je pourrais établir sur des faits si elle était contestée, me donne la conviction, indépendamment de mes expériences, que tout moyen propre à conserver les fœtus peut, *à priori*, être jugé un excellent procédé pour la conservation de tous les cadavres.

J'ai dans mon cabinet une douzaine de fœtus injectés à différentes époques avec l'acétate d'alumine ou le sulfate simple, les uns conservés dans le liquide, les autres abandonnés à l'air : on peut voir sur ces pièces les différentes phases, les transformations variées que le temps et les agents chimiques font subir aux matières animales. Quelques-uns de ces sujets préparés depuis plus d'un an sont aussi favorables aux études anatomiques que le lendemain de leur mort; d'autres, soumis à l'action de l'air, se sont desséchés et offrent l'aspect de la momie des sables.

§ 5. *Embaumements.*

J'ai présenté une histoire des embaumements aussi complète que j'ai pu; historien, j'ai recherché les sources les plus dignes de foi, je me suis entouré de tous les documents de quelque intérêt, je les ai fait entrer dans mon cadre selon les besoins du récit; les observations, les critiques sont venues à leur place, ou pour éclairer ou pour redresser les connaissances et les opinions admises; j'ai surtout fait tous mes efforts pour ne pas sortir de la donnée scientifique. Depuis la momie des sables jusqu'à celle obtenue par le deuto-chlorure de mercure, ces deux points extrêmes de ma tâche, c'est là l'idée qui a dirigé, qui a dominé l'exposition de mon sujet. Je ne m'en départirai pas pour faire connaître mon œuvre; je m'abstiendrai de toute conjecture sur la durée des corps embaumés par mes procédés : ici encore je n'aurai recours qu'aux faits et aux déductions qui s'en peuvent tirer naturellement.

Je renvoie à la fin du sixième chapitre pour l'appréciation des avantages qui ressortent de mon procédé comparé à tous les autres, et je reprends les faits où je les ai laissés dans le chapitre précédent.

L'acétate d'alumine et le sulfate simple doivent être choisis de préférence à toutes les substances éprouvées pour opérer la conservation des cadavres, et ces deux sels peuvent rendre aux anatomistes tous les services désirables ; mais l'étude de leur action doit être poussée plus loin pour le besoin de l'embaumeur.

Qu'arrive-t-il donc lorsque des corps ont été injectés avec l'un de ces deux sels ? Ils restent exposés aux variations thermométriques et hygrométriques de l'air, et doivent subir une des transformations suivantes : ou bien, soumis à l'action d'un air sec et vif, ils se dessèchent rapidement, ou bien, conservés dans un endroit clos et humide, ils s'affaissent, se noircissent et se couvrent de moisissure, sans d'ailleurs éprouver de fermentation putride ; ils se décomposent, comme il arrive aux peaux et au cuir tanné renfermés dans un lieu humide ou sous la terre. Ces transformations éprouvées par les cadavres ainsi préparés étaient un obstacle à l'application de mon procédé dans les embaumements.

Il me restait donc une dernière série d'opérations à tenter pour prévenir ces résultats fâcheux.

Il fallait trouver le moyen de conserver des cadavres toujours frais, avec l'apparence du sommeil, dans l'état où ils se trouvent immédiatement après.

Il fallait que la conservation fût indéfiniment prolongée, c'est-à-dire que l'embaumement fût tel qu'il permît de conserver un mort dans toute son intégrité, sans mutilation, sans incisions, et autopsiable à volonté, à toutes les époques possibles.

Ai-je rempli ces conditions? consultons les faits pour répondre.

Première observation. Au mois de février 1836, sur la demande de M. le docteur Petitgard, j'ai embaumé le fils de M. Dupré, architecte, demeurant rue de la Cerisaie, n° 13.

Cet enfant, âgé d'une douzaine d'années, fut enterré au cimetière du Père Lachaise. Durant la construction du monument que le père faisait élever, quelques amis lui inspirèrent des doutes sur l'efficacité de mes moyens de conservation. Blessé dans ses affections, M. Dupré conçut des soupçons; il en fit part à M. le docteur Petitgard, en lui témoignant le désir d'obtenir l'exhumation du corps, pour s'assurer par ses propres yeux de l'état du cadavre. Il me fit prévenir, mais de nombreuses occupations m'ayant empêché de me rendre immédiatement à son invitation, il attribua mon retard à de l'hésitation, à la crainte que j'avais de voir démenties les promesses que j'avais faites aux parents, et même, il me l'a avoué depuis, il s'emporta, et s'exprima avec peu de réserve sur mon compte.

Enfin l'ouverture du cercueil ne fut faite qu'au mois de juillet 1837. Alors ce malheureux père, sentant toute sa douleur renaître à la vue de son fils qu'il retrouvait exactement dans l'état où il était à l'instant de l'inhumation, fâché d'ailleurs de m'avoir méconnu, m'embrassa avec effusion et me donna tous les témoignages d'une vive reconnaissance.

Votre hésitation, me dit-il, m'avait fait craindre d'avoir été trompé; dans cette persuasion, je suis certain de vous avoir nui dans l'esprit de plusieurs personnes; mais je réparerai le mal en disant la vérité! Voilà un premier fait qui sans doute paraîtra de quelque valeur. Celui qui suit n'est pas moins concluant.

Deuxième observation. M. le docteur Oudet, chirurgien-dentiste, décédé à Paris, rue Dauphine, fut embaumé le 6 mars 1837, d'après mon procédé; son corps fut déposé dans un cercueil de chêne, sans garniture de plomb, et placé, ainsi renfermé, dans un terrain argileux et humide : trois mois après l'exhumation fut faite en présence de M. Prunier, commissaire

de police du quartier de l'Observatoire, et de
M. le docteur Petit. Le corps fut trouvé dans
un état si parfait de conservation , qu'il fut un
sujet d'étonnement pour une vingtaine de personnes présentes à l'exhumation ; toutes avouè-
rent que l'aspect du défunt était exactement
celui d'un homme endormi. Procès-verbal fut
dressé sur le lieu pour constater l'état du corps.
Voici la copie de ce procès-verbal.

« Je, soussigné, docteur en médecine de la
Faculté de Paris, certifie que le 6 mars 1837,
M. Gannal a embaumé, par son procédé, le
corps de M. le docteur en médecine Oudet
père, qui demeurait rue Dauphine, n° 24.
Cette opération a été faite en ma présence, n'a
exigé d'autre ouverture que celle de l'artère
carotide, et a été terminée en moins d'une
demi-heure.

» Le 28 mai suivant, l'exhumation du cadavre a été faite en ma présence, celle de
M. Prunier, commissaire de police du quartier du Luxembourg, des employés du cimetière et de quelques curieux. Le cadavre, qui
avait séjourné trois mois dans la terre et dans
une bière non garnie de plomb, était dans un
état si parfait de conservation, que toutes les

personnes présentes ont dit que l'on pouvait croire qu'il dormait.

» Signé, *Hippolyte Petit.* »

Je ne rappellerai point ici un embaumemen t que j'ai fait sur la demande de M. le docteur Husson ; j'avais à conserver le corps du neveu du général Guilleminot, décédé hôtel de Bade, rue du Helder. La mère demanda que son fils fût couvert de ses habits, et placé sur un lit de repos, comme s'il dormait. Il resta quinze jours dans cette position, avant d'être enfermé dans le cercueil qui devait le transporter dans la sépulture de sa famille.

Je m'abstiendrai de mentionner plusieurs observations d'exhumations que j'ai demandées moi-même, parce qu'elles n'ont point le caractère d'authenticité nécessaire aux faits dont on veut tirer des conséquences scientifiques. D'ailleurs il sera toujours facile, lorsqu'un corps savant ou l'autorité voudront s'assurer de l'efficacité du moyen que j'emploie, d'obtenir une exhumation et de constater l'état des sujets ainsi préparés.

Je conserve dans mon cabinet le corps d'un enfant de dix ans, embaumé depuis plus de huit mois ; la figure de ce sujet, qui reste à découvert, n'a subi aucune altération ; ses yeux ouverts donnent à sa physionomie l'expression de l'étonnement qu'on observe souvent au réveil.

Si de tels résultats peuvent offrir quelques consolations aux familles qui gémissent d'une perte douloureuse j'aurai reçu ma récompense.

FIN.

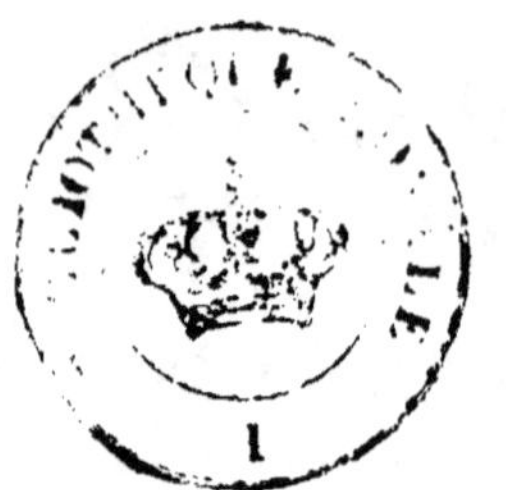

www.ingramcontent.com/pod-product-compliance
Lightning Source LLC
LaVergne TN
LVHW021219170726
843501LV00003B/579